U0332775

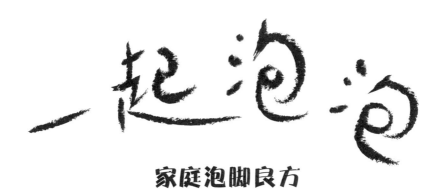

一起泡泡

家庭泡脚良方

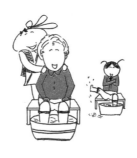

懒兔子 著＋绘
周祎青 医学顾问

科学技术文献出版社
SCIENTIFIC AND TECHNICAL DOCUMENTATION PRESS
·北京·

图书在版编目（CIP）数据

一起泡泡：家庭泡脚良方 / 懒兔子著绘 . — 北京：科学技术文献出版社，
2022.11
ISBN 978-7-5189-9741-1

Ⅰ . ①一 ... Ⅱ . ①懒 ... Ⅲ . ①足—薰洗疗法—通俗读物 Ⅳ . ① R244.9-49

中国版本图书馆 CIP 数据核字（2022）第 204607 号

一起泡泡：家庭泡脚良方

责任编辑：张凤娇　　　产品经理：张睿珺　　　　特约编辑：孙佳怡
责任校对：张吲哚　　　责任出版：张志平

出　版　者　科学技术文献出版社
地　　　址　北京市复兴路 15 号　邮编 100038
编　务　部　（010）58882938，58882087（传真）
发　行　部　（010）58882868，58882870（传真）
邮　购　部　（010）58882873
销　售　部　（010）82069336
官 方 网 址　www.stdp.com.cn
发　行　者　科学技术文献出版社发行　全国各地新华书店经销
印　刷　者　河北鹏润印刷有限公司
版　　　次　2022 年 11 月第 1 版　2022 年 11 月第 1 次印刷
开　　　本　880 × 1230　1/32
字　　　数　150 千
印　　　张　8.625
书　　　号　ISBN 978-7-5189-9741-1
定　　　价　52.00 元

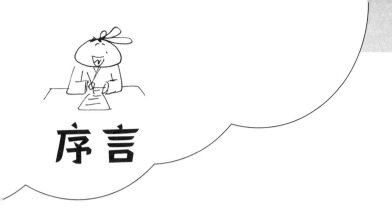

序言

　　我对于泡脚最初的记忆还是在小学，那时家里刚刚有了电视，而我被允许看电视的时间，只有晚上洗脚的时候。为了尽量延长洗脚的时间，我就央求和奶奶一起泡脚，这样我就能每天多看约半小时的电视了。

　　奶奶怕冷，冬天每天晚上睡前都会泡泡脚，但那时候泡脚只用热水。我因此也有了这样的福利，在奶奶的洗脚盆里，放入一双我的小脚，一边看电视，一边泡脚，是我晚上所有的娱乐。

　　后来我的脚越来越大，学习任务也越来越重，奶奶的洗脚盆里，再也放不进我的大脚了。

　　转眼过了 20 多年，当我再次开始有泡脚习惯的时候，我已经是年过 35 岁的中年女性。自从生过孩子后，我一直气血亏虚，在南京这样的城市，往往不到立冬，我就要每晚抱热水袋才能入睡。后来看书，知道了泡脚的一些好处，就开始经常睡前泡脚。果然脚丫子暖和了，整个身体好像都热了。

学习了中医之后，我对泡脚的意义又有了更深的理解。也才知道，药浴由来已久，泡脚原来是中医里最常用的治疗方式之一，最早可以追溯到周朝，是可以用来治病的，而不是单纯为了睡前暖脚。因为足部是人体的全息反射区，经络汇聚丰富，又有众多经络要穴。泡脚时，药物可以渗透肌肤，刺激相关经络和穴位，从而达到治疗的效果。

从此，我对泡脚有了更深的认识，也经常会根据家人和朋友当下的状况，推荐药方让他们泡脚，效果都很不错。比如，我让表妹用温胆汤泡脚，去掉了她脖子上的寻常疣；让闺蜜用柴胡加龙骨牡蛎汤泡脚，消除了她的心烦、失眠。用活血化瘀的鸡血藤加威灵仙泡脚，明显缓解了公司小伙伴的关节疼痛。

而且泡脚有个最重要的好处，就是人很舒服，毕竟不用把味道不好的中药喝进嘴里，在心理上就有了较大的接受度，也可以避免某些药物对胃肠道的刺激，避免一些药物的不良反应。

学了中医 10 年，泡脚方也实践了近 5 年，越用越对泡脚有信心，也越感叹古人的智慧。中医并不高深，它其实就是老百姓的日常生活，厨房就是药房，洗脚盆就是药盆，洗脚就是药浴，看似平淡无奇，其实是四两拨千斤。

泡脚除了治疗一些慢性病效果很好，治疗一些急性病证也一样有效。像感冒、发热、咳嗽之类，在服用药物的同时如果能够辅助泡脚，也会大大提高疗效，减轻症状，让患者康复得更快。

特别是一些婴幼儿，服用中药困难，此时用泡脚的方法，效如桴鼓。因为孩子的身体更加稚嫩敏感，经络也更加通透，皮肤对药物的吸收要比成年人好很多。比如，很多小朋友不会咳痰，导致咳嗽不断，此时用化痰理气的药物泡脚，每次只需要 10～15 分钟，一天 2～3 次，即可显著化痰。

不能服药就泡脚，这是我给大多数孩子父母的建议。

这两年，我之所以想要写一本泡脚的书，是因为泡脚日益成为一种养生风尚，但也存在很多误区。大家认为只要泡脚，就对身体好，也不管是什么药包，不问寒热，买来就泡。我们要知道，药浴之所以有治疗效果，必然是因为它有偏性，有针对性，不是什么人都可以随便泡的。想要效果好，一样要辨证论治。

随便举个例子：网上最流行的艾叶泡脚，就不适合很多人。艾叶温燥，阴虚血热或内热炽盛的人就不宜使用，艾叶温燥的药性会导致人体内热更盛，让人在泡脚过程中出现大汗淋漓的情况，亏耗更多的津液。有些人甚至会出现心悸、眩晕，泡脚后反而不能入眠。

所以看似平常的泡脚，学问很大。用得好，真的可以养生治病；用得不好，就可能给自己找病了。

这本泡脚书，就是希望给大家提供关于泡脚方的参考，让即使不懂中医的人，也可以对照症状，辨证用药。尽量保证用药的准确性和有效性，使用好我国传统医学特有的治病方式，让足部这个经络穴位大户，发挥应有的作用，守护我们的健康。

中医的治疗方式有很多种，不是只有应用汤药才是对中医的传承。针灸、推拿、正骨、食疗、泡脚，都是中医伟大的智慧，其中任何一样，都应该流传千古，恩泽万代。

如果我奶奶还健在，我给奶奶端的洗脚盆里，就不会只有热水了。奶奶也不会只靠水的温度来暖脚，中药可以让她从内而外，真正暖和起来。

珍惜眼前人，一起泡脚吧。

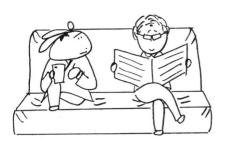

目录
contents

第一章 **泡脚你要知道的那些事儿**

第二章 **常见病泡脚**

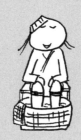

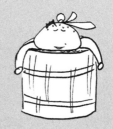

第三章　**日常保健泡脚**

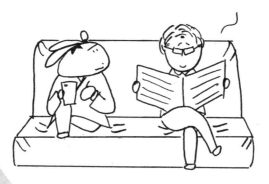

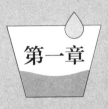

第一章

泡脚
你要知道的那些事儿

1 泡脚的起源

古人常说："百病始于脚，人老脚先衰，养生先养脚，护足不畏老。"

泡脚不是洗脚，更不是把脚丫子随便放在水里泡泡就可以的。在中医里，泡脚疗法属于外治方法之一，有着悠久的历史。

泡脚又称足浴，是药浴的组成部分之一。药浴的历史可以追溯到周朝的香汤浴，即用中药佩兰煎汤洗浴。《礼记》有"头有疮则沐，身有疡则浴"之说，其翔实地记载了以中草药煎汤熏、浸泡的"熏、蒸、浸、泡"疗法，可见当时的医官在治疗疾病的过程中，已经开始根据不同的病变部位采用不同的治疗方式。

马王堆汉墓出土的《五十二病方》中明确提出了用中药熏蒸洗浴治疗疾病的方法。

晋朝葛洪的《肘后备急方》中记载了用楝皮浓煎洗浴治疗瘾

疹的方法。

唐代孙思邈的《千金要方》中记载了用桑白皮煮水洗浴治疗小儿丹毒；王焘的《外台秘要》中记载了浴儿法一十一首，用来预防、治疗小儿的各种疾病，如疮疖、盗汗、壮热等。

宋代钱乙的《小儿药证直诀》中记载了浴体法治疗胎肥、胎热、胎怯。诗人苏东坡更是一名养生大家，他曾写道："主人劝我洗足眠，倒床不复闻钟鼓。"意思是主人劝我在睡觉之前泡一下脚，这样就可以让我进入深睡眠，就连早晨钟鼓的声音都听不到了。

明代陈实功的《外科正宗》、李时珍的《本草纲目》都记载了多种全身或局部药浴治疗疾病的方法。

到了清代，中药药浴治疗疾病的方法已完全成熟，被众多医家广泛用于治病防病的过程中，如汪昂的《本草备要》中记载了用百沸汤治疗"四时暴泻痢，四肢、脐、腹冷"；《医宗金鉴》中记载了用化斑汤洗浴治疗痘里发丹等。

泡脚的功效和作用

　　泡脚之所以能起到治疗疾病的作用，是因为足部既是足三阳经的终点，也是足三阴经的起点——足三阳经从头走足，足三阴经从足走胸腹。这里既是经络的起始站，又是经络的终点站，经络汇聚丰富。

　　经络的作用在于内联脏腑，外络肌肉孔窍，中医可以通过刺激肌表相应的经络和穴位达到调畅脏腑气机，以治疗疾病的目的。

　　足部的穴位多为五腧穴中的井穴、荥穴和腧穴。《黄帝内经·灵枢·九针十二原》中说："所出为井，所溜为荥，所注为腧，所行为经，所入为合，二十七气所行，皆在五腧也。"把井穴喻作水的源头，是经气所出的部位；把荥穴喻作水流尚微，是经气流行的部位；把腧穴喻作水流由小而大、由浅注深，是经气渐盛、由此注彼的部位。因此，通过刺激井穴、荥穴和腧穴，可以起到四两拨千斤的作用，助推经气的运行。

比如足少阴肾经的第一个穴位涌泉穴，它位于足底部，为肾经的井穴，有着"生命的源泉"的称号。因为作为井穴，肾经的经气自此涌出，故有"涌泉"之名。肾的五行属水，藏精，为人体先天之本，亦有"水脏"之称，涌泉穴就自然成为人体先天之本的源头，故被称为"生命的源泉"。涌泉穴极为敏感，反应很强，有开窍醒神的功效，常用于治疗神志突变、意识昏迷等阳实闭郁之症，是急救大穴。而且它还可以将经络之气引入肾经，使相火归位，振奋一身之阳气，固本培元，因此又是最常用的保健穴。该穴位对于虚火上炎导致的失眠、高血压、五心烦热等都有显效。

如果单纯是为了消除疲劳、温暖足部，用温热的水泡即可达到舒缓四肢、调畅经络的作用。但如果想要起到治疗相应疾病的目的，则必须经过具体辨证后，将对证药物进行煎煮，用中药煎煮液来泡脚。中药的药力可以透过足部皮表，在温度的作用下加速渗透，治疗在表的病证；同时药气进入身体后也会根据各自的归经特性，在经络之气的中介传导作用下，直达脏腑以治疗在里的病证。

小明，你这是怎么啦？

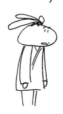

当我知道脚底有这么多
重要的经络和穴位后，

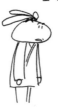 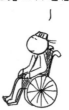

我就再也舍不得用它们走路了。

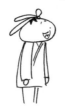 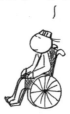

3 泡脚的适应证与禁忌证

· **适应证**

    1. 温热水泡脚适用于日常生活保健，能缓解压力，解除疲劳。

    2. 中药煎煮液泡脚适用于治疗各种内伤性病证及肌肉关节非开放性损伤。

· **禁忌证**

    1. 空腹、饱腹、极度疲劳时泡脚。

    2. 腿脚骨折、外伤及有开放性伤口。

    3. 有严重的感染性疾病。

    4. 有严重的心脏疾病。

    5. 水温过高、久泡、频泡。

    6. 用中药药液泡脚时用肥皂、沐浴露等。

泡脚注意事项

· **泡脚温度**

　　水温一般控制在 35～38 ℃为宜，若水温过高，则可能引起眩晕、虚脱等表现。

　　个别病证需用 40 ℃以上热水或 33 ℃以下凉水，且在医生指导下泡脚。

· **泡脚水量**

　　泡脚水量以漫过脚踝为宜。

· **中药泡脚药液用法及煎煮注意事项**

　　1. 本书中所用药品剂量均为泡脚剂量，不宜内服，请务必注意。

2. 中药药液的煎煮方法遵循一般中药的煎煮方法。最好选择砂锅进行煎煮，不宜用铁锅、铝锅等金属器皿，以免发生化学反应产生有害物质。

3. 先将药材加水浸泡 30 分钟左右，因为是用于泡脚，所以水可以多加一些。根茎类药物可以延长浸泡时间，花叶类药物可以缩短浸泡时间，一般浸泡时间不宜超过 1 小时。

4. 此书药方中标注"先煎"的药材，均需先煎一段时间，如矿物类：龙骨、牡蛎等。标注"后下"的药材，均需在关火前 10 分钟再放入，如芳香类：藿香、佩兰、薄荷等。一些有毒药物，如制附子、乌头等，必须先煎。这些均已在药方中另外标出，务必谨记。可溶性药物，如明矾、芒硝等，则可直接兑进煎煮液。车前子、菟丝子、旋覆花、合欢花等宜包煎，以免粘锅。

5. 中药材浸泡过后，连浸泡液一起进行煎煮，大火煮开，小火再煮 30 分钟左右即可，煎煮结束后将药液倒出，加水调温。治疗感冒、咳嗽、发热等上焦疾病的药物，按照"治上焦如羽"的原则，都不宜久煎。一般在大火烧开后，换成小火再煮 15~20 分钟即可。

6. 孕妇情况特殊，体质不一，尤其不适合使用活血化瘀的药物，因此，请务必在医生指导下用药。

·泡脚时间及频率

1. 温水泡脚可一天一次，每次泡 30 分钟左右（夏季天气炎热，宜缩短泡脚时间，避免大汗淋漓）。

2. 小儿泡脚时间一般为 10～15 分钟。

3. 中药液泡脚可根据实际身体状况，或者遵医嘱，选择一天泡脚 1～2 次，每次浸泡 30 分钟左右。

·泡脚过程中的注意事项

1. 泡脚时注意

（1）选择温暖安静的房间，全身放松，心态平和。

（2）不要空腹或者饱腹、醉酒等。

（3）泡脚所用水及容器要干净，以免发生感染。

（4）使用中药煎煮液泡脚前须进行具体辨证，选择适合自身的药物进行煎煮，以及适合自身的泡脚方式，如凉泡、热泡、局部浸泡、熏洗等。

（5）使用中药煎煮液进行泡脚时，须根据症状的变化，随时调整方药。

（6）除水肿外，其他疾病泡脚时都不宜出大汗。久汗伤津，如果汗出不止，务必停止泡脚，或者及时调节水温以免过热，导致汗出过多。

2.泡脚后注意

（1）泡脚后应及时把脚擦干，脚干后涂抹一些润肤露，再穿上袜子、拖鞋。因为泡脚后汗孔处于张开的状态，如果不及时把脚擦干再穿上鞋袜，则容易受寒，并且脚上的湿气会从毛孔进入体内。涂抹润肤露是为了防止脚上皮肤干裂。

（2）如果泡脚时有轻微汗出，则应及时把汗擦干，以免伤风感冒。如果有大量汗出，则应考虑是否水温太高或泡脚时间过长，此时宜喝一杯淡盐水，补充津液。

（3）泡脚后不宜立即起身，以免发生眩晕，宜半躺5分钟左右再起身。

以后我每天都要泡脚。

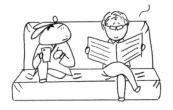

反正看电视的时候脚也闲着。

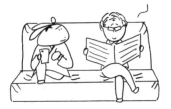

那谁给你煮药啊？   你啊。

反正看电视的时候
你也闲着。

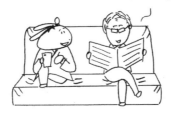

也就是说，你看个电视
我和你的脚都不能闲着？

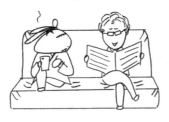

我感冒就从来不头痛.

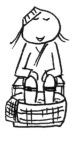

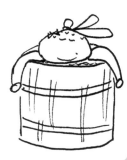

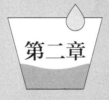

第二章

常见病泡脚

1 感冒

感冒是感受风邪或时行疫毒，引起肺卫功能失调的疾病，也大概是我们这一生中，得病次数最多的疾病。学习中医，如果能在三天内治好感冒，那就能算半个合格的家庭医生了。因为感冒起病较急，而且变化多端，症状不一，有的时候是风寒感冒，有的时候是风热感冒，有的时候又是暑湿感冒，若不是有扎实的中医功底，是很难把各种感冒在三天内控制住的。尤其是感冒的伴随症状，如咳嗽、发热、头身疼痛、乏力等，更是难以处理。

所以不要小看感冒的治疗，更不要觉得感冒是自己会好的病，认为不管它，七天也能痊愈。事实上，只有少部分身体很好的人，可以在不接受任何医药处理的情况下，一周内感冒自行好转，而且不留任何后遗症。大多数人如果不及时吃药进行治疗，即使感冒的主要症状在一周内可以消除，也多半会留下迁延不愈的咳嗽、乏力等症状。有些甚至会慢慢地转化为慢性肺炎，病程拖上几周或者几个月。

而那些本身身体素质不好、气虚体弱又有旧疾的患者，更有可能因为感冒的不及时治疗或者误治而失去生命。

所以学会治疗感冒，是我们学习中医、做好家庭医生的第一步，也是最重要的一步。也许治好的小小感冒，就是截断大病的开始，作用极大，功德无量。

不过刚才也说了，感冒看着是小病，辨证却一点也不简单，虽然以肺卫症状为主症，如鼻塞、流涕、打喷嚏、咳嗽、恶寒、发热、全身不适等，但症状表现呈多样化，以鼻咽部痒、干燥、不适为早期症状，继而出现打喷嚏、鼻塞、流鼻涕或疲乏、全身不适等。轻则上犯肺窍，症状不重，易于痊愈；重则出现高热、咳嗽、胸痛等重症。因此在辨证的时候一定要多加考量，对证用药，千万不可大意。

另外要特别提醒大家的就是，下面的泡脚方可以当作主要治疗手段，也可以根据病情的严重程度，作为口服用药（与泡脚同时，口服用药剂量需减）的辅助手段。但有一个总前提，就是不可过汗！不管哪个类型的感冒，都不能出大汗，否则病必不解，或者留下后遗症。即使是泡脚，也只要微微出汗即可，适可而止。

 证型治法及泡脚方

注：方中所用药物剂量仅供参考，实际用量请遵医嘱。

1 风寒感冒

症状：恶寒重，发热轻，无汗，头痛，肢节酸疼，鼻塞声重，时流清涕，喉痒，咳嗽，痰稀薄色白，舌苔薄白，脉浮或浮紧。

治法：辛温解表，宣肺散寒。

泡脚方：

（1）生姜20克、葱白带须5根、荆芥10克、防风10克。适用于风寒感冒轻证。

（2）麻黄6克、桂枝15克、生姜20克、葛根30克、白芍15克。

适用于风寒感冒兼项背拘急不利。

（3）桂枝 15 克、藁本 10 克、白芷 10 克、紫苏叶 10 克、杏仁 12 克、桔梗 15 克、陈皮 15 克、生姜 20 克。

适用于风寒感冒兼咳嗽、头痛、头目不清利、鼻流清涕。

② 风热感冒

症状：发热，微恶风寒，或有汗，鼻塞喷嚏，流稠涕，头痛，咽喉疼痛，咳嗽痰稠，舌苔薄黄，脉浮数。

治法：辛凉解表，疏散风热。

泡脚方：

（1）金银花 12 克、连翘 15 克、薄荷 10 克（后下）、淡豆豉 10 克、荆芥 10 克。

适用于风热感冒初起。

（2）桑叶 10 克、菊花 20 克、蔓荆子 15 克、薄荷 10 克

（后下）、淡豆豉 10 克。

适用于风热感冒兼头痛、发热、头目不清利者。

（3）生石膏 30 克、知母 10 克、芦根 15 克、荆芥 10 克、淡豆豉 10 克、栀子 15 克、杏仁 10 克、紫苏子 10 克（包煎）。

适用于风热感冒、发热重兼咳嗽者。

③ 暑湿感冒

症状：多发于夏季，面垢身热汗出，但汗出不畅，身热不扬，身重倦怠，头昏重痛，或有鼻塞流涕，咳嗽痰黄，胸闷欲呕，小便短赤，舌苔黄腻，脉濡数。

治法：清暑，祛湿，解表。

泡脚方：

（1）藿香 15 克（后下）、佩兰 15 克（后下）、金银花 20 克、连翘 20 克、薄荷 10 克（后下）、生薏苡仁 30 克。

适用于暑湿感冒热重者（孕妇忌用）。

（2）藿香 15 克（后下）、佩兰 15 克（后下）、青蒿 10 克、杏仁 10 克、白蔻仁 20 克（后下）、生薏苡仁 30 克、芦根 15 克、金银花 10 克。

适用于暑湿感冒湿重者（孕妇忌用）。

④ 气虚感冒

症状：素体气虚，易反复感冒，感冒则恶寒较重，或发热，热势不高，鼻塞流涕，头痛，汗出，倦怠乏力，气短，咳嗽、咳痰无力，舌质淡，舌苔薄白，脉浮无力。

治法：益气解表。

泡脚方：

（1）黄芪 30 克、白术 30 克、党参 15 克、防风 10 克、苏叶 10 克、葛根 30 克。

适用于体虚感冒兼颈项不舒者。

（2）党参 30 克、茯苓 30 克、白术 30 克、陈皮 10 克、苏叶 10 克、桔梗 10 克、杏仁 12 克。

适用于体虚感冒兼咳嗽者。

感冒还用得着这么麻烦啊，
睡一觉就好了。

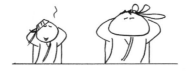

要是睡不好呢？

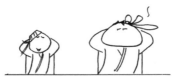

那就再睡一觉。

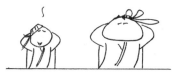

那要是还睡不好呢?

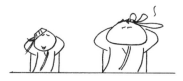

那就换一张床睡。

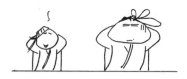

2 咳嗽

咳嗽是指因外感或内伤等因素，导致肺失宣降，肺气上逆，冲击气道，以发出咳声或伴咳痰为临床特征的一种病证。咳嗽是消化系统最难治疗的并发症之一，因为《黄帝内经》早就说过，外感六淫邪气能引起咳嗽，但五脏六腑内伤，也皆可令人咳！

这病机就一下子变得非常复杂，病证类型也比其他病证多出很多种。所以很多中医初学者都倒在了治疗咳嗽的这一步，觉得太难了，太打击学习自信心了，有些学了几年中医的人，都搞不定咳嗽，非常郁闷。

但不管治疗什么病，其实都是有规律可循的，咳嗽当然也不例外。咳嗽的病因大致分为外感和内伤两类。外感咳嗽病变性质属实，为外邪犯肺，肺气壅遏不畅所致，其病理因素为风、寒、暑、湿、燥、火，以风寒为多。病变过程中可发生风寒化热、风热化燥，或肺热蒸液成痰等病理转化。而内伤咳嗽病变性质为邪实与正虚并见：他脏及肺者，多因邪实导致正虚；肺脏自病者，多因虚致实。

综上，治疗外感实邪以驱邪为主，同时用药调理肺部的气机和宣降功能，并适当地扶正。而内伤则以清解病机为主，辅以理肺，不要见咳只治咳。

证型治法及泡脚方

> 注：方中所用药物剂量仅供参考，实际用量请遵医嘱。

（一）外感咳嗽

① 风寒袭肺

症状：咳声重浊，气急，喉痒，咳痰稀薄色白，常伴鼻塞、流清涕、头痛、肢体酸楚、恶寒发热、无汗等表证，舌苔薄白，脉浮或浮紧。

治法：疏风散寒，宣肺止咳。

泡脚方：

（1）麻黄 6 克、荆芥 15 克、白芷 20 克、法半夏 10 克、茯苓 30 克、杏仁 12 克、紫苏子 15 克（包煎）、陈皮 15 克、炙甘草 6 克。

适用于风寒咳嗽兼痰多色白而清稀者。

（2）麻黄 6 克、紫苏叶 10 克、杏仁 12 克、生石膏 30 克、生甘草 6 克、牛蒡子 10 克、金银花 10 克。

适用于风寒感冒兼发热、咳嗽或咽喉红肿热痛者。

2 风热犯肺

症状：咳嗽咳痰不爽，痰黄或稠黏，喉燥咽痛，常伴恶风身热、头痛肢楚、鼻流黄涕、口渴等表热证，舌苔薄黄，脉浮数或浮滑。

治法：疏风清热，宣肺止咳。

泡脚方：

（1）桑叶 10 克、菊花 10 克、薄荷 10 克（后下）、芦根 15 克、荆芥 10 克、金银花 20 克、桔梗 10 克、杏仁 12 克。

适用于风热咳嗽、发热重者。

（2）蝉蜕 6 克、淡豆豉 10 克、栀子 15 克、生石膏 30 克、桔梗 10 克、杏仁 12 克、枇杷叶 10 克、芦根 20 克。

适用于风热感冒、肺热咳嗽重者。

③ 风燥伤肺

症状：喉痒干咳，无痰或痰少而粘连成丝，咳痰不爽，或痰中带有血丝，咽喉干痛，唇鼻干燥，口干，常伴有鼻塞、头痛、微恶寒、身热等表证，舌质红干而少津，舌苔薄白或薄黄，脉浮。

治法：疏风清肺，润燥止咳。

泡脚方：

（1）桑叶 10 克、桔梗 15 克、杏仁 12 克、梨皮 30 克、北沙参 20 克、薄荷 10 克（后下）、淡豆豉 10 克、生石膏 30 克。

适用于肺燥咳嗽兼有发热者。

（2）桑叶 10 克、菊花 10 克、北沙参 30 克、梨皮 30 克、杏仁 12 克、知母 20 克、浙贝母 15 克、麦冬 30 克。

适用于肺燥咳嗽、痰黏、干咳重者。

（二）内伤咳嗽

① 痰湿蕴肺

症状：咳嗽反复发作，尤以晨起咳甚，咳声重浊，痰多，痰黏腻或稠厚成块，色白或带灰色，胸闷气憋，痰出则咳缓、憋闷减轻，常伴体倦、脘痞、腹胀，大便时溏，舌苔白腻，脉濡滑。

治法：燥湿化痰，理气止咳。

泡脚方：

（1）杏仁20克、白蔻仁10克（后下）、茯苓30克、陈皮15克、法半夏15克、炙甘草6克、苏叶10克、荆芥10克、防风15克、生姜5片。

适用于痰湿内盛兼有外感风寒者。

（2）法半夏15克、竹茹20克、枳实10克、陈皮15克、茯苓20克、生姜12克、紫苏子10克（包煎）、莱菔子10克（包煎）。

适用于胸闷、痰多咳嗽者。

② 痰热壅肺

症状：咳嗽气息急促，或喉中有痰声，痰多稠黏或为黄痰，咳吐不爽，或痰有热腥味，或咳吐血痰，胸胁胀满，或咳引胸痛，面赤，或有身热，口干欲饮，舌质红，舌苔薄黄腻，脉滑数。

治法：清热肃肺，化痰止咳。

泡脚方：

（1）茯苓 30 克、生薏苡仁 30 克、知母 20 克、瓜蒌 20 克、冬瓜皮 30 克、竹茹 10 克、杏仁 15 克、前胡 10 克、薄荷 10 克（后下）。

适用于痰热咳嗽、痰湿重者（孕妇忌用）。

（2）桔梗 10 克、淡豆豉 10 克、生石膏 30 克、黄芩 10 克、冬瓜皮 30 克、瓜蒌 20 克、鱼腥草 10 克、杏仁 15 克。

适用于痰热咳嗽、发热重者。

③ 肝火犯肺

症状：上气咳逆阵作，咳时面赤，常感痰滞咽喉，咳之难出，量少质黏，或痰如絮状，咳引胸胁胀痛，咽干口苦。症状可随情绪波动而增减。舌质红，舌苔薄黄少津，脉弦数。

治法：清肝泻火，化痰止咳。

泡脚方：

（1）龙胆草 15 克、栀子 20 克、黄芩 10 克、桑白皮 20 克、地骨皮 20 克、菊花 20 克、柴胡 10 克。

适用于肝火旺盛者。

（2）柴胡 10 克、北沙参 30 克、天花粉 30 克、栀子 20 克、黄芩 20 克、芦根 30 克。

适用于肝火旺盛、津伤口渴者。

④ 肺阴亏耗

症状：干咳，咳声短促，痰少黏白，或痰中带血丝，或声音逐渐嘶哑，口干咽燥，常伴有午后潮热，手足心热，夜寐盗汗，口干，舌质红，少苔或剥落苔，或舌上少津，脉细数。

治法：滋阴润肺，化痰止咳。

泡脚方：

（1）桑白皮 15 克、地骨皮 12 克、青蒿 20 克、白茅根 15 克、北沙参 30 克、玉竹 20 克、天花粉 30 克、杏仁 15 克。

适用于久咳有低热者。

（2）杏仁 15 克、五味子 10 克、紫菀 20 克、桔梗 10 克、薄荷 6 克（后下）、北沙参 30 克、麦冬 30 克。

适用于久咳肺气不敛者。

咳嗽的花样好多啊。　　要不说咳嗽难治呢。

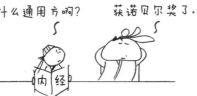

有没有什么通用方啊？　　如果有，我就可以
　　　　　　　　　　　　获诺贝尔奖了。

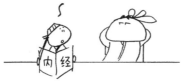

啊？诺贝尔连咳嗽
　都不会治呀？

那这个诺贝尔也不咋行嘛。

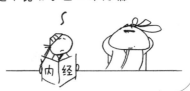

3 头痛

头痛病是指由于外感或内伤，致使脉络拘急或失养，清窍不利所引起的以头部疼痛为主要临床特征的疾病。头痛既是一种常见疾病，也是一个常见症状，可以发生于多种急慢性疾病过程中，有时也是某些相关疾病加重或恶化的先兆。

很多有多年头痛病史的人，做了各种脑 CT，都检查不出任何问题，但头痛又一直持续，无法改善，非常痛苦，常年服用止痛片度日。这是因为现代医学仪器再先进、再精密、再细致，也检查不出人体的寒热、气机、水湿、痰饮。而气滞、气虚、湿阻、痰瘀、寒凝，常常就是导致头痛的直接原因。所以在头痛的治疗方面，中医有着明显的优势，一旦找准病机，无论多顽固的头痛，几乎都可以痊愈。

头痛也分部位，主要出现在前额（包括眉棱骨）、头两侧

（包括太阳穴）、头顶和后脑勺。按经络分，可出现在太阳、阳明、少阳或太阴、厥阴、少阴等经络。按头痛的性质分，可有掣痛、跳痛、灼痛、胀痛、重痛、头痛如裂或空痛、隐痛、昏痛等。按头痛发病方式分，有突然发作，有缓慢而病。疼痛时间有持续疼痛，痛无休止；有痛势绵绵，时作时止。在具体辨证时，还是以外感和内伤作为两大主要辨证方向，外感以驱邪为主，邪去痛自止；内伤则以整体治疗为主，气血充盈，经脉通畅，自然也不会再有头痛了。

 证型治法及泡脚方

注：方中所用药物剂量仅供参考，实际用量请遵医嘱。

（一）外感头痛

① 风寒头痛

症状：头痛起病较急，其痛如裂，痛连项背，恶风畏寒，口不渴，舌苔薄白，脉多浮紧。

治法：疏风散寒。

泡脚方：

（1）羌活10克、川芎8、白芷30克、葛根100克、桂枝15克、防风15克、薄荷10克（后下）、生甘草10克、北沙参20克。

适用于风寒头痛兼项背强痛者。

（2）羌活10克、白芷30克、川芎6克、藁本15克、生石膏30克、法半夏20克、生姜5片。

适用于风寒头痛兼发热呕恶者。

② 风热头痛

症状：起病急，头胀痛，甚则头痛如裂，发热或恶风，口渴欲饮，面红目赤，便秘溲黄，舌红苔黄，脉浮数。

治法：疏风清热。

泡脚方：

（1）川芎8克、白芷20克、菊花20克、薄荷10克（后下）、金银花20克、连翘20克。

适用于发热重者。

（2）薄荷10克（后下）、川芎6克、白芷20克、菊花10克、知母20克、天花粉30克、生石膏20克、北沙参30克。

适用于热盛津伤者。

3 风湿头痛

症状：头痛如裹，肢体困重，胸闷，纳呆，小便不利，大便或溏，舌苔白腻，脉濡。

治法：祛风胜湿。

泡脚方：

（1）苍术 20 克、厚朴 20 克、陈皮 15 克、藿香 10 克（后下）、白蔻仁 10 克（后下）、藁本 15 克、川芎 6 克、白芷 20 克。

适用于湿浊中阻重者。

（2）藿香 10 克（后下）、佩兰 10 克（后下）、香薷 10 克、白扁豆 30 克、藁本 15 克、蔓荆子 15 克、陈皮 10 克。

适用于胸闷汗出不畅者。

我感冒就从来不头痛。

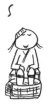

那是。

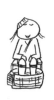 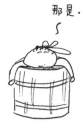

你那脑袋油盐不进的，
什么邪气也进不去啊。

 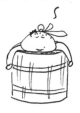

（二）内伤头痛

① 肝阳上亢

症状：头胀痛而眩，心烦易怒，面赤口苦，或兼耳鸣胁痛，夜眠不宁，舌质红，舌苔薄黄，脉弦有力。

治法：平肝潜阳。

泡脚方：

天麻 10 克、钩藤 20 克（后下）、石决明 20 克（先煎）、栀子 20 克、黄芩 15 克、龙胆草 20 克、夏枯草 20 克。

适用于肝火亢盛者。

② 肾虚精亏

症状：头痛而空，每兼眩晕耳鸣，腰膝酸软，遗精，带下，少寐健忘，舌红少苔，脉沉细无力。

治法：滋阴补肾。

泡脚方：

（1）熟地黄 60 克、山茱萸 30 克、怀山药 30 克、芡实 30 克、金樱子 20 克、杜仲 20 克。

适用于肾虚头痛兼遗精带下者。

（2）熟地黄 60 克、山茱萸 30 克、怀山药 30 克、桂枝 15 克、制附子 10 克（先煎 40 分钟）、干姜 15 克、枸杞子 30 克。

适用于肾虚头痛兼畏寒、四肢不温者。

③ 气血亏虚

症状：头痛而晕，遇劳加重，面色少华，心悸不宁，自汗，气短，畏风，神疲乏力，舌质淡，舌苔薄白，脉沉细而弱。

治法：气血双补。

泡脚方：

（1）党参 30 克、茯苓 30 克、白术 30 克、炙甘草 10 克、桂枝 15 克、制附子 10 克（先煎 40 分钟）、当归 20 克、黄芪 30 克、蔓荆子 20 克。

适用于气血亏虚兼四肢不温者。

（2）党参 30 克、茯苓 30 克、白术 30 克、炙甘草 10 克、生姜 20 克、葱白带须 5 根、淡豆豉 20 克、荆芥 10 克、蔓荆子 15 克、白芷 20 克。

适用于气血亏虚兼外感风寒头痛者。

④ 痰蒙清窍

症状：头痛昏蒙，胸脘满闷，呕恶痰涎，舌苔白腻，或舌胖大有齿痕，脉滑或弦滑。

治法：健脾化痰，降浊止痛。

泡脚方：

（1）法半夏 15 克、天麻 10 克、白术 30 克、茯苓 30 克、生薏苡仁 30 克、竹茹 20 克、黄芩 15 克。

适用于痰郁化热者（孕妇忌用）。

（2）法半夏 15 克、天麻 10 克、白术 30 克、茯苓 30 克、陈皮 15 克、杏仁 15 克、白蔻仁 20 克（后下）、生薏苡仁 30 克。

适用于痰湿重者（孕妇忌用）。

⑤ 瘀血阻滞

症状：头痛经久不愈，其痛如刺，入夜尤甚，固定不移，或头部有外伤史，舌质紫或有瘀斑、瘀点，舌苔薄白，脉沉细或细涩。

治法：活血，通络，止痛。

泡脚方：

（1）黄芪 30 克、桂枝 15 克、赤芍 15 克、当归 20 克、党参 30 克、桃仁 15 克、红花 15 克、川芎 6 克、生姜 5 片，一半水、一半黄酒煎煮中药。

适用于瘀血头痛之久病气血不足者（孕妇忌用）。

（2）威灵仙 20 克、大血藤 40 克、桃仁 20 克、红花 20 克、川芎 6 克、当归 20 克、桂枝 12 克、生姜 5 片。

适用于瘀血头痛之经络阻滞重者（孕妇忌用）。

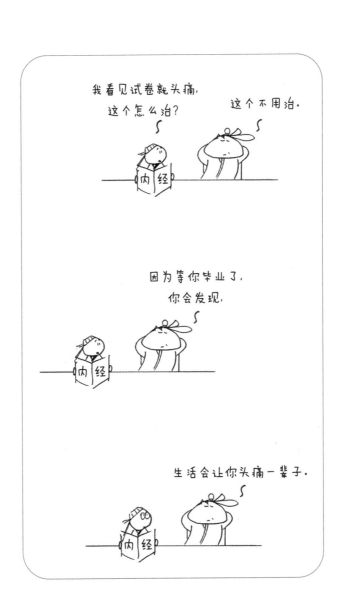

4 胃痛

现代打工人，少见没有胃病的。只不过有些人知道，有些人根本无觉知——认为自己到点不饿，吃东西就胃胀，吃完饭不停地打嗝、嗳气都是正常现象。等到出现胃痛了，才惊觉自己的胃出现了问题，才知道吃药。其实到了经常胃痛这一步，已经算是比较严重的了，是身体在很用力地给你发出警告了。因为除了吃坏东西引起的胃痛，其他慢性胃痛的主要病因为胃气阻滞、积食不消、脾胃虚寒、胃津亏虚等，都是身体长期寒暖失宜、饮食失节、情志不舒、劳累过度导致的。

所以身体不得不用疼痛向你发出信号，告诉你不能再不重视了，否则脾胃功能长期失常，会导致身体能量的来源不足，从而出现气血精津液的化生不足，五脏六腑失养，引发更加严重的疾病。

因此胃痛一旦经常发作，就要及时用药调理了。胃痛的部位通常是上腹部胃脘处。疼痛性质可表现为胀痛、隐痛、刺痛、灼痛、闷痛、绞痛等，其中尤以胀痛、隐痛、刺痛为常见。同时常伴有食欲不振、恶心呕吐、吞酸嘈杂等症状。

🦶 证型治法及泡脚方

注：方中所用药物剂量仅供参考，实际用量请遵医嘱。

① 寒邪客胃

症状：胃痛暴作，甚则拘急作痛，得热痛减，遇寒痛增，口淡不渴或喜热饮，舌苔薄白，脉弦紧。

治法：温胃散寒，理气止痛。

泡脚方：

（1）高良姜 30 克、香附 15 克、吴茱萸 15 克、干姜 20克、丁香 15 克、桂枝 15 克。

适用于寒重者。

（2）高良姜 20 克、香附 15 克、生姜 20 克、苏叶 10 克、荆芥 10 克、防风 10 克、羌活 10 克。

适用于寒邪客胃兼表寒者。

（3）高良姜 20 克、香附 15 克、木香 15 克、陈皮 15 克、枳壳 15 克。

适用于寒邪客胃兼气滞腹胀者。

② 饮食停滞

症状：暴饮暴食后，胃脘疼痛，胀满不消，疼痛拒按，得食更甚，嗳腐吞酸，或呕吐不消化食物，其味腐臭，吐后痛减，不思饮食或厌食，大便不爽，得矢气及便后稍舒，舌苔厚腻，脉滑有力。

治法：消食导滞，和胃止痛。

泡脚方：

（1）法半夏 15 克、陈皮 20 克、枳实 15 克、厚朴 15 克、槟榔 20 克、焦三仙（焦麦芽、焦山楂、焦神曲）各 10 克。

适用于腹胀甚者。

（2）法半夏 15 克、陈皮 15 克、黄芩 15 克、黄连 15 克、大黄 6 克（后下）、枳实 15 克、生地黄 30 克、玄参 30 克、焦三仙各 10 克。

适用于食积化热、大便秘结者。

③ 肝气犯胃

症状：胃脘胀满，脘痛连胁，胸闷嗳气，喜长叹息，大便不畅，得嗳气、矢气则舒，遇烦恼郁怒则痛作或痛甚，舌苔薄白，脉弦。

治法：疏肝理气，和胃止痛。

泡脚方：

（1）郁金 15 克、木香 15 克、柴胡 10 克、川芎 6 克、枳壳 20 克、白芍 30 克、黄芩 15 克、炙甘草 10 克。

适用于气滞重、胁肋痛甚者。

（2）延胡索 30 克、川楝子 20 克、枳实 15 克、木香 15 克、香附 15 克、柴胡 10、白芍 20、炙甘草 10、大枣 6 枚（掰开）。

适用于胃痛甚者。

 4 肝胃郁热

症状：胃脘灼痛，痛势急迫，喜冷恶热，得凉则舒，心烦易怒，泛酸嘈杂，口干口苦，舌红少苔，脉弦数。

治法：疏肝理气，泻热和中。

泡脚方：

（1）龙胆草 20 克、栀子 20 克、黄芩 15 克、牡丹皮 15 克、柴胡 10 克、白芍 30 克、玄参 30 克、炙甘草 10 克。

适用于肝火亢盛者。

（2）柴胡 10 克、白芍 30 克、黄连 20 克、黄芩 20 克、
北沙参 30 克、玄参 30 克、天花粉 15 克、芦根 20 克。
适用于胃热重者。

---

⑤ 瘀血停滞

症状：胃脘疼痛，痛如针刺刀割，痛有定处，按之痛
甚，食后加剧，入夜尤甚，或见吐血、黑便，舌质紫暗
或有瘀斑，脉涩。

治法：活血化瘀，理气止痛。

泡脚方：

（1）生姜 20 克、桂枝 15 克、木香 15 克、砂仁 15 克、
赤芍 15 克、桃仁 15 克、干姜 30 克、醋大黄 10 克
（后下）。

适用于瘀血停滞兼胃部恶寒、四肢冷者（孕妇忌用）。

（2）黄芪 30 克、党参 30 克、陈皮 15 克、木香 15 克、

砂仁 15 克、赤芍 15 克、桃仁 15 克、白术 20 克、茯苓 20 克、醋大黄 10 克（后下）。

适用于瘀血停滞兼气虚乏力者（孕妇忌用）。

6 脾胃湿热

症状：胃脘灼热疼痛，嘈杂泛酸，口干口苦，渴不欲饮，口甜黏油，食甜食则冒酸水，食欲减退，恶心，身重肢倦，小便色黄，大便不畅，舌苔黄腻，脉滑数。

治法：清热化湿，理气和中。

泡脚方：

藿香 10（后下）、佩兰 10 克（后下）、黄连 10 克、栀子 10 克、茯苓 20 克、生薏苡仁 30 克、冬瓜皮 30 克、白术 30 克、厚朴 15 克。

孕妇忌用。

⑦ 胃阴亏虚

症状：胃脘隐隐灼痛，似饥而不欲食，口燥咽干，口渴思饮，消瘦乏力，大便干结，舌红少津或光剥无苔，脉细数。

治法：养阴益胃，和中止痛。

泡脚方：

知母 20 克、玉竹 20 克、芦根 12 克、北沙参 30 克、麦冬 30 克、生地黄 30 克、炙甘草 10 克。

⑧ 脾胃虚寒

症状：胃痛隐隐，绵绵不休，冷痛不适，喜温喜按，空腹痛甚，得食则缓，劳累、食冷、受凉后疼痛发作或加重，泛吐清水，食少，神疲乏力，手足不温，大便溏薄，舌淡苔白，脉虚弱。

治法：温中健脾，和胃止痛。

泡脚方：

（1）桂枝 15 克、干姜 30 克、生姜 30 克、白术 30 克、白芍 20 克、法半夏 12 克、陈皮 15 克、茯苓 30 克、炙甘草 10 克。

适用于呕吐清水较重者。

（2）党参 20 克、白术 30 克、干姜 30 克、制附子 10 克（先煎 40 分钟）、炙甘草 10 克。

适用于脾胃虚兼肾阳虚、腰膝酸冷者。

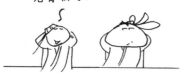

怪不得说中医最擅长
治胃病了。

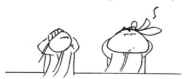

治未病! 未来的病!

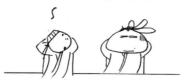

那也就是说,
人家没病的时候, 你们给人家找病?

5 泄泻

    泄泻以大便清稀为临床特征，或大便次数增多，粪质清稀；或便次不多，但粪质清稀，甚至如水状；或大便清薄，完谷不化，便中无脓血。泄泻之量或多或少，泄泻之势或缓或急。常伴有脘腹不适、腹胀、腹痛、肠鸣、食欲减退、小便不利等症状。常由外感寒热湿邪、饮食、情志、劳倦内伤，脏腑功能失调等诱发或使其加重。

    需要注意的是，泄泻有病理状态也有排邪反应，治疗前一定要先辨证。如果是病理状态下的泄泻，那么泻后人体会感觉乏力、津亏、头晕，越泻越虚弱，这时候就需要立刻用药干预，以免泻得脱水，导致气脱，甚至出现生命危险。就像我们小时候老人总说："好汉搁不住三泡稀！"

    但如果是用药后突然出现泄泻，而且患者在泻后反而感觉轻松、舒畅、精力恢复，那么这种泄泻就是身体的自然排邪反应，通过大便将湿浊、痰浊和瘀血排了出去。这样即使有时候泻的次数很多，也是身体在排放垃圾，所以不但不会虚，反而只感觉舒服。此时不需要太过担心，更不需要另外用药止泻，等身体把垃圾排放完毕，泄泻自止。

👣 证型治法及泡脚方

注：方中所用药物剂量仅供参考，实际用量请遵医嘱。

（一）急性泄泻

① 寒湿泄泻

症状：大便清稀，甚则如水样，腹痛肠鸣，脘闷食少，舌苔白腻，脉濡缓。若兼外感风寒，则恶寒，发热，头痛，肢体酸痛，舌苔薄白，脉浮。

治法：芳香化湿，解表散寒。

泡脚方：

荆芥 10 克、防风 10 克、白芷 10 克、藿香 10 克（后下）、炒白术 30 克、茯苓 10 克、大腹皮 20 克、厚朴 20 克、炙甘草 10 克、干姜 20 克。

② 湿热泄泻

症状：腹痛，泻下急迫，或泻而不爽，粪色黄褐，气味臭秽，肛门灼热，或身热口渴，小便短黄，舌苔黄腻，脉滑数或濡数。

治法：清热利湿。

泡脚方：

（1）葛根 30 克、黄芩 20 克、黄连 20 克、金银花 20 克、马齿苋 30 克、芦根 20 克。

适用于热偏重者。

（2）葛根 30 克、黄芩 20 克、黄连 20 克、生薏苡仁 30

克、茯苓 30 克、车前子 20 克（包煎）。

适用于湿偏重者（孕妇忌用）。

③ 伤食泄泻

症状：泻下稀便，臭如败卵，伴有食物不消化，脘腹胀满，腹痛肠鸣，泻后痛减，嗳腐酸臭，不思饮食，舌苔垢浊或厚腻，脉滑。

治法：消食导滞。

泡脚方：

（1）莱菔子 30 克（包煎）、焦三仙各 20 克、法半夏 10 克、陈皮 10 克、茯苓 30 克、黄连 10 克。

适用于积食痰多者。

（2）黄芩 20 克、黄连 20 克、大黄 10 克（后下）、枳壳 15 克、焦三仙各 20 克、砂仁 10 克。

适用于伤食泄泻兼发热重者。

（二）慢性泄泻

（1）脾虚泄泻

症状：稍进油腻食物或饮食稍多，大便次数即明显增多而发生泄泻，伴有食物不消化，大便时泻时溏，迁延反复，饮食减少，食后脘闷不舒，面色萎黄，神疲倦怠，舌淡苔白，脉细弱。

治法：健脾益气，和胃渗湿。

泡脚方：

（1）党参20克、白术30克、茯苓30克、制附子10克（先煎40分钟）、干姜30克、炙甘草10克、砂仁10克、怀山药30克。

适用于脾阳虚重者。

（2）党参30克、黄芪30克、白术30克、茯苓30克、怀山药30克、柴胡5克、升麻5克、炙甘草10克。

适用于久泻不愈者。

② 肾虚泄泻

症状：黎明之前脐腹作痛，肠鸣即泻，泻下完谷，泻后即安，小腹冷痛，形寒肢冷，腰膝酸软，舌淡苔白，脉细弱。

治法：温补脾肾，助阳止泻。

泡脚方：

补骨脂 30 克、吴茱萸 20 克、肉豆蔻 20 克、五味子 20 克、干姜 30 克、制附子 10 克（先煎 40 分钟）、炙甘草 10 克。

③ 肝郁泄泻

症状：每逢抑郁恼怒或情绪紧张之时，即发生腹痛泄泻，腹中雷鸣，攻窜作痛，腹痛即泻，泻后痛减，矢气频作，胸胁胀闷，嗳气食少，舌质淡，脉弦。

治法：抑肝扶脾，调中止泻。

泡脚方：

（1）白芍 20 克、白术 30 克、陈皮 15 克、防风 20 克、柴胡 10 克、枳壳 20 克、香附 20 克。

适用于肝气郁滞重者。

（2）白芍 20 克、白术 30 克、陈皮 15 克、黄芪 30 克、党参 30 克、怀山药 30 克、炙甘草 10 克。

适用于脾气虚重者。

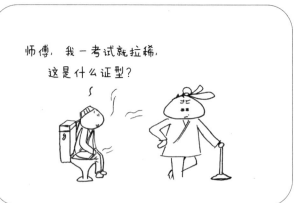

这属于没个正形！

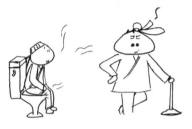

那会不会是因为肾虚呢？

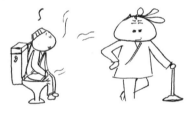

我看你是心虚吧。

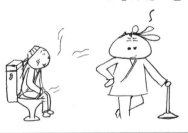

6 便秘

坐办公室的，十个人中有九个人便秘，还有一个在便秘的路上。为何便秘成了一种生活常态？这个主要和我们日常运动少，气血亏虚，肠动力不够，吃得又太多有关。

我就有个毛病，一看书就嘴不停，总想吃点儿东西。而我的很多朋友，则喜欢在工作压力大的时候不停地进食，用食物来平息焦虑的心情。越坐越吃，越吃越不动，越不动越便秘。

所以在写便秘的治疗之前，一定要跟各位讲明白，如果不改掉熬夜、久坐、过量饮食、过食生冷这些习惯，那么，即使用药可以让便秘的情况改善一阵子，过不了多久还会反复，每次排便都成为一天中最费时、最费力，而且还结果寥寥的大事。

便秘不是指完全拉不出，大便排出困难、排便时间或排便间隔时间太长，都属于便秘。另外，便秘常伴腹胀、腹痛、头晕头涨、嗳气食少、心烦失眠等症，或粪质干燥坚硬，排出困难，排便时间延长，排便努挣而导致肛裂、出血，甚至引起痔疮。

老年人便秘，或者久病体虚者的便秘通常表现为粪质不干硬，也有便意，但排便无力，排出不畅，常需努挣，排便时间长，多伴有汗出、气短乏力、心悸头晕等症状。由于燥屎内结，常可在左下腹扪及质地较硬的条索状包块，排便后消失。

因此，中医在治疗便秘的时候，也不是单纯都用泻下药帮助患者排便，一定会进行虚实辨证。遇到因虚而导致的便秘时，不但不能泄，反而要补。等阳气充足、津血充满肠道时，自然就可以轻松排便了。

👣 证型治法及泡脚方

注：方中所用药物剂量仅供参考，实际用量请遵医嘱。

（一）实秘

---

① 胃肠积热

症状：大便干结，腹胀腹痛，面红身热，口干口臭，心烦不安，小便短赤，舌质红，舌苔黄燥，脉滑数。

治法：泻热导滞，润肠通便。

泡脚方：

法半夏 15 克、火麻仁 20 克、生地黄 30 克、玄参 30 克、栀子 30 克、黄芩 20 克、枳实 20 克、厚朴 20 克、大黄 10 克（后下）。

孕妇忌用。

---

② 气机郁滞

症状：大便干结或不甚干结，欲便不得出或便而不畅，肠鸣矢气，腹中胀痛，胸胁满闷，嗳气频作，饮食减

少，舌苔薄腻，脉弦。

治法：顺气降逆，导滞通便。

泡脚方：

（1）黄芩 20 克、栀子 20 克、木香 20 克、乌药 20 克、槟榔 30 克、枳实 20 克、大黄 10 克（后下）。

适用于气郁日久化火者（孕妇忌用）。

（2）木香 30 克、乌药 20 克、槟榔 20 克、威灵仙 20 克、桃仁 20 克、红花 15 克、枳实 20 克、大黄 10 克（后下）。

适用于气滞兼血瘀者（孕妇忌用）。

---

③ 阴寒积滞

症状：大便艰涩，腹痛拘急，胀满拒按，胁下偏痛，手足不温，呃逆呕吐，舌苔白腻，脉弦紧。

治法：温里散寒，通便导滞。

泡脚方：

制附子 10 克（先煎 40 分钟）、肉桂 20 克（后下）、细辛 15 克、大黄 10 克（后下）。

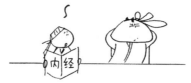

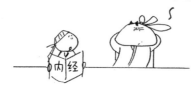

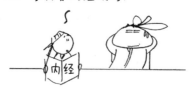

(二)虚秘

1 气虚便秘

症状：粪质并不干硬，虽有便意，但临厕排便困难，需努挣方出，挣得汗出气短，便后乏力，面白神疲，肢倦懒言，舌淡苔白，脉弱。

治法：补气润肠，健脾升阳。

泡脚方：

黄芪30克、党参30克、白术30克、升麻10克、法半夏10克、枳实20克、火麻仁20克、当归20克。

2 血虚便秘

症状：大便干结，排出困难，面色无华，心悸气短，健忘，口唇色淡，舌淡白，脉细。

治法：养血，润肠，通便。

泡脚方：

（1）黄芪 30 克、党参 30 克、白术 30 克、当归 30 克、火麻仁 20 克、郁李仁 20 克。

适用于血虚兼气虚者。

（2）生地黄 30 克、玄参 30 克、北沙参 20 克、牡丹皮 15 克、栀子 15 克、当归 30 克、黄芪 30 克。

适用于虚热重者。

3 阴虚便秘

症状：大便干结，如羊屎状，形体消瘦，头晕耳鸣，心烦失眠，潮热盗汗，腰酸膝软，舌红少苔，脉细数。

治法：滋阴，润肠，通便。

泡脚方：

（1）玄参 30 克、麦冬 30 克、生地黄 30 克、北沙参 30 克、知母 20 克。

适用于阴虚热重者。

（2）玄参30克、麦冬30克、生地黄30克、怀山药30克、山茱萸20克、巴戟天20克、杜仲30克、白术30克。

适用于阴虚兼腰膝酸软者。

 4 阳虚便秘

症状：大便或干或不干，皆排出困难，小便清长，面色㿠白，四肢不温，腹中冷痛，得热痛减，腰膝冷痛，舌淡苔白，脉沉迟。

治法：温阳，润肠通便。

泡脚方：

升麻10克、肉苁蓉30克、怀牛膝30克、当归20克、干姜30克、肉桂20克（后下）、法半夏10克、枳实10克。

师傅，我爸一去外地出差
就便秘，是虚证还是实证呢？

有没有一种可能……

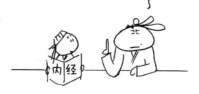

是你爸的屎比较恋家？

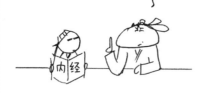

7 失眠

失眠一般是情志不舒、饮食内伤、病后及年迈禀赋不足、心虚胆怯等病因引起的心神失养或心神不安，从而导致以经常不能获得正常睡眠为特征的一类病。

现代人的失眠则常超出这样的病因范畴，多为神散。因为手机已成为现代人生活中的一部分，所有空闲时间，我们的眼睛都盯在手机上。这样就导致无数纷乱繁杂的讯息不停歇地耗散我们的精神。神一旦散了，就很难再收回。这就是道家、佛家都提倡打坐的原因——为了闭上眼睛，凝神聚气，把散在外面的心神收敛回来，才能阳归于阴。否则神散心也散，阳不入阴，又如何能安睡呢？

另外，现在流行的夜跑、广场舞、晚上健身，也是部分人失眠的重要原因。一天中，夜晚是阳气回收的时间，就像要冬藏一样。阳入阴才能安睡，从而生出新的少阳。但以上夜晚运动，会让部分人原本回收的阳气大量外泄，同时耗散大量津液，导致阴亏。阳气回不来，阴液又不断地亏虚，长此以往，就会出现习惯性的失眠。这不但起不到任何锻炼身体、强健体魄的作用，还会让身体越来越乏，精不化神，精力更差，甚至引发其他疾病。因此，不顺应天时的锻炼，是违背养生之道的，往往是不科学的。

失眠的危害性很大，睡眠时间不足、睡眠深度不够，都需要及时引起重视。失眠的表现也各异，睡眠时间不足者可表现为入睡困难，夜寐易醒，醒后难以再睡，严重者甚至彻夜不寐。睡眠深度不够者常表现为夜间时醒时寐，寐则不酣或夜寐梦多。睡眠时间不足及质量较低，会使我们醒后不能消除疲劳，出现头晕、头痛、神疲乏力、心悸、健忘、心神不宁等症。

 证型治法及泡脚方

注：方中所用药物剂量仅供参考，实际用量请遵医嘱。

① 心火偏亢

症状：心烦不寐，躁扰不宁，怔忡，口干舌燥，小便短赤，口舌生疮，舌尖红，舌苔薄黄，脉细数。

治法：清心泻火，宁心安神。

泡脚方：

黄连 20 克、黄芩 20 克、淡豆豉 10 克、竹茹 20 克、栀子 20 克、瓜蒌 30 克、北沙参 30 克、芦根 10 克。

② 肝郁化火

症状：急躁易怒，不寐多梦，甚至彻夜不眠，伴有头晕头涨，目赤耳鸣，口干而苦，便秘溲赤，舌红苔黄，脉弦而数。

治法：清肝泻火，镇心安神。

泡脚方：

龙胆草 20 克、柴胡 10 克、黄芩 20 克、栀子 20 克、木通 10 克、泽泻 15 克、车前子 20 克（包煎）、郁金 20 克、生地黄 30 克、当归 20 克。

③ 痰热内扰

症状：不寐，胸闷心烦，泛恶，嗳气，伴有头重目眩，口苦，舌质红，舌苔黄腻，脉滑数。

治法：清化痰热，和中安神。

泡脚方：

（1）法半夏 20 克、陈皮 15 克、茯苓 30 克、白术 30 克、生薏苡仁 30 克、白蔻仁 20 克（后下）、枳实 10 克。

适用于痰湿重者（孕妇忌用）。

（2）法半夏 20 克、陈皮 15 克、瓜蒌 15 克、竹茹 15 克、黄芩 10 克、黄连 10 克、栀子 10 克、枳实 10 克。

适用于热重者。

④ 胃气失和

症状：不寐，脘腹胀满，胸闷嗳气，嗳腐吞酸，或见恶心呕吐，大便不爽，舌苔腻，脉滑。

治法：和胃化滞，宁心安神。

泡脚方：

焦三仙各 20 克、白蔻仁 20 克（后下）、砂仁 10 克、茯苓 15 克、法半夏 10 克、陈皮 20 克、枳壳 20 克、木香 20 克、莱菔子 30 克（包煎）、黄连 10 克。

⑤ 阴虚火旺

症状：心烦不寐，心悸不安，腰酸足软，伴头晕，耳鸣，健忘，遗精，口干津少，五心烦热，舌红少苔，脉细而数。

治法：滋阴降火，清心安神。

泡脚方：

（1）怀山药 30 克、山茱萸 10 克、生地黄 30 克、泽泻 10 克、茯苓 10 克、牡丹皮 10 克、黄连 10 克、黄芩 10 克、白芍 20 克、怀牛膝 20 克。

适用于腰酸足软、头晕耳鸣甚者。

（2）生地黄 30 克、玄参 20 克、白芍 30 克、北沙参 30 克、知母 20 克、天花粉 30 克、淡豆豉 10 克、栀子 15 克。

适用于口干津亏、阴伤重者。

6 心脾两虚

症状：多梦易醒，心悸健忘，神疲食少，头晕目眩，伴有四肢倦怠，面色少华，舌淡苔薄，脉细无力。

治法：补益心脾，养心安神。

泡脚方：

党参 20 克、白术 20 克、黄芪 30 克、当归 20 克、远志 10 克、炒酸枣仁 30 克（捣碎）、木香 10 克、生龙骨 30 克（先煎）、生牡蛎 30 克（先煎）。

7 心胆气虚

症状：心烦不寐，多梦易醒，胆怯心悸，遇事易惊，伴有气短自汗，倦怠乏力，舌质淡，脉弦细。

治法：益气镇惊，安神定志。

泡脚方：

党参 20 克、白术 30 克、远志 20 克、石菖蒲 10 克、当归 20 克、熟地黄 60 克、生龙骨 30 克（先煎）、生牡蛎 30 克（先煎）、炒酸枣仁 30 克（捣碎）、黄连 5 克。

我最近也失眠.

为啥? 你一小屁孩子
为啥失眠?

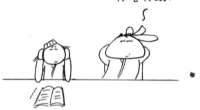

马上要考试了, 我还没预习呢!

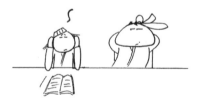

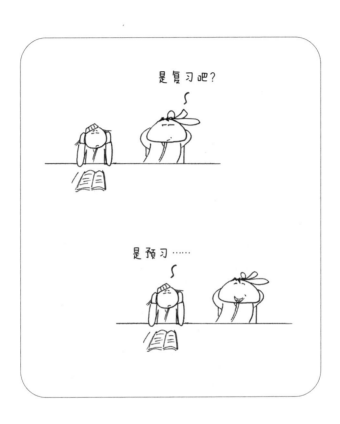

8 眩晕

用现代医学的话来说，眩晕就是机体因出现对空间的定位障碍而产生的一种动性或位置性错觉，涉及多个学科。耳石症、梅尼埃病、椎-基底动脉 VBA 系统缺血性病变是现代医学给眩晕起的病名。

中医怎么看呢？中医认为，眩晕是情志抑郁、饮食内伤、体虚久病、失血劳倦及外伤、手术等原因引起风、火、痰、瘀上扰清窍或精亏血少而导致的疾病。

而在现代医学的概念里，是没有风、火、痰、精这些说法的，因此，用现代医学的方法治疗眩晕，有些时候疗效并不理想。但是用中医的辨证方法进行治疗，却往往效如桴鼓。

在我学中医前，家里有个亲戚常眩晕，发病时头目眩晕，无法站立，并伴随恶心与呕吐，每年发作多次。每次发病一定要到医院"挂水"一周以上，但也仅仅是缓解一些，之后头重脚轻的感觉大概要持续十几天，才能慢慢恢复正常。

我学习了中医后对她进行辨证，发现她主要是因中焦湿寒，脾气不升，胃气不降，导致清气在下，浊气在上，痰浊上扰清窍，从而出现头目昏重、眩晕欲仆的表现。我就建议她用温胆汤加生姜、桂枝泡脚，用来温中散寒，化痰降逆。结果她再眩晕时，只需要用上方泡脚，两三天时间就可以恢复如常。之后我又用健脾、化痰、祛湿的中药给她善后，眩晕就很少再犯了。

眩晕的临床表现特征为头晕与目眩，轻者仅眼花，头重脚轻，或摇晃有浮沉感，闭目即止；重则如坐车船，视物旋转，甚则欲仆。或兼目涩耳鸣，少寐健忘，腰膝酸软；或恶心呕吐，面色苍白，汗出肢冷等。发作间歇期长短不一，可为数月发作一次，亦有一月数次。常可有情志不舒的诱因，但也可突然起病，并逐渐加重。眩晕若兼头胀痛、心烦易怒、肢麻震颤者，应警惕发生中风。

证型治法及泡脚方

注：方中所用药物剂量仅供参考，实际用量请遵医嘱。

① 肝阳上亢

症状：眩晕耳鸣，头痛且涨，遇劳或恼怒时眩晕加重，肢麻震颤，失眠多梦，急躁易怒，舌红苔黄，脉弦。

治法：平肝潜阳，滋养肝肾。

泡脚方：

天麻 10 克、钩藤 20 克（后下）、石决明 20 克（先煎）、栀子 15 克、黄芩 20 克、怀牛膝 10 克、杜仲 20 克、益母草 20 克、桑寄生 20 克、夜交藤 10 克、当归 20 克。

② 肝火上炎

症状：头晕且痛，其势较剧，目赤口苦，胸胁胀痛，烦躁易怒，寐少多梦，小便黄，大便干结，舌红苔黄，脉弦数。

治法：清肝泻火，清利湿热。

泡脚方：

龙胆草 20 克、栀子 20 克、黄芩 20 克、木通 6 克、泽泻 10 克、生龙骨 30 克（先煎）、生牡蛎 30 克（先煎）、车前子 20 克（包煎）、柴胡 10 克、当归 20 克、生地黄 30 克。

③ 痰浊上蒙

症状：眩晕，头重如蒙，视物旋转，胸闷作恶，呕吐痰涎，食少多寐，舌苔白腻，脉弦滑。

治法：燥湿祛痰，健脾和胃。

泡脚方：

法半夏 30 克、天麻 10 克、茯苓 30 克、白术 30 克、陈皮 30 克、白蔻仁 20 克（后下）、竹茹 20 克、枳实 10克、石菖蒲 10 克、干姜 20 克。

---

4 瘀血阻窍

症状：眩晕头痛，兼见健忘，失眠，心悸，精神不振，耳鸣耳聋，面唇紫暗，舌有瘀点或瘀斑，脉弦涩或细涩。

治法：活血化瘀，通窍活络。

泡脚方：

赤芍 20 克、川芎 8 克、桃仁 30 克、红花 10 克、黄酒250 毫升、黄芪 30 克、桂枝 30 克。

孕妇忌用。

5 气血亏虚

症状：头晕目眩，动则加剧，遇劳则发，面色㿠白，爪甲不荣，神疲乏力，心悸少寐，纳差，便溏，舌质淡，舌苔薄白，脉细弱。

治法：补养气血，健运脾胃。

泡脚方：

（1）党参 30 克、白术 30 克、黄芪 60 克、防风 30 克、浮小麦 30 克、当归 20 克、茯苓 30 克、远志 20 克、炒酸枣仁 30 克（捣碎）。

适用于气虚重兼自汗者。

（2）党参 30 克、白术 30 克、桂枝 20 克、干姜 30 克、制附子 10 克（先煎 40 分钟）、当归 20 克、远志 20 克、炒酸枣仁 30 克（捣碎）、熟地黄 60 克。

适用于气血亏虚兼畏寒肢冷、腹冷痛者。

6 肝肾阴虚

症状：眩晕久发不已，视力减退，两目干涩，少寐健忘，心烦口干，耳鸣，神疲乏力，腰酸膝软，遗精，舌红苔薄，脉弦细。

治法：滋养肝肾，养阴填精。

泡脚方：

熟地黄 60 克、怀山药 30 克、玄参 30 克、麦冬 30 克、山茱萸 20 克、怀牛膝 10 克、菟丝子 20 克（包煎）、肉苁蓉 20 克、当归 30 克。

另外：枸杞子 40 粒（生吃）。

我妈就眩晕，但不属于
你这里的任何一种证型。

她通常会在看到一张纸
的时候发病。

什么纸?

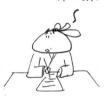

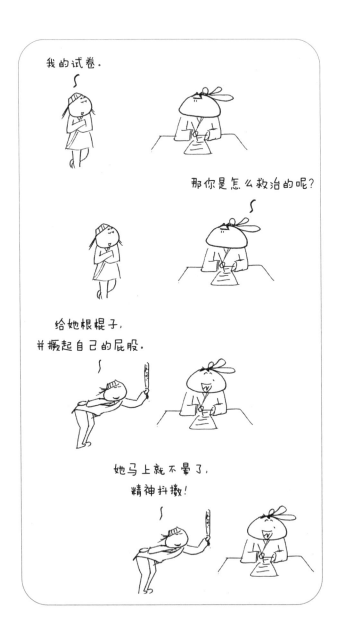

9 湿疹

　　湿疹是一种常见的皮肤炎症，以皮疹的多形、易于渗出、病程迁延、有复发倾向为特征。说它是病吧，好像又没有那么严重；说它不是病吧，发作起来瘙痒难耐，非常痛苦。

　　越来越多的现代人得此病，而且发病年龄也越来越小。究其原因，还是身体的湿气太重！为何？饮食生冷、吹空调、洗澡过勤、很少出汗、耗阳损阳，都是病因。尤其是一些小朋友，一生下来就被医院的护士带去"游泳"，说什么可以锻炼肺活量。小小的身体，还没来得及适应这世界的温度，就直接被浸泡在只有28 ℃的凉水中。而人体的体温是37 ℃，这中间的9 ℃温差，小宝宝用什么来调节呢？当然是阳气。所以损阳，几乎从孩子一出生就开始了。然后家长根据现代营养学、育儿学，每天给孩子洗几遍澡，让其多吃水果、喝牛奶，这些也可能损伤孩子的阳气，时间一长还会导致寒湿之邪内聚，有些还会郁积生热。有智慧的身体只能通过湿疹的方式，进行自我解救，希望将湿邪从皮肤中排出。

所以对于湿疹，中医的治疗往往不是外涂什么特效药膏，把湿疹压回去，而是内调气血寒热，排出湿浊，从根本上解决病因。这样的治疗才能永绝后患，否则湿疹就会反复发作，甚至能迁延几十年。

湿疹的辨证主要是从禀性不耐、湿热内蕴、外感风邪、风湿热邪相搏等因素上考虑。其中"湿"是主要因素。由于湿邪黏腻、重浊、易变，故病多迁延，形态不定。

 证型治法及泡脚方

注：方中所用药物剂量仅供参考，实际用量请遵医嘱。

① 湿热浸淫

症状：发病急，皮损潮红灼热，瘙痒无休，渗液流滋，伴身热，心烦，口渴，大便干，尿短赤，舌质红，舌苔薄白或黄，脉滑或数。

治法：清热利湿。

泡脚方：

金银花 20 克、栀子 20 克、芦根 20 克、牡丹皮 20 克、蒲公英 20 克、冬瓜皮 30 克、生薏苡仁 30 克、黄柏 20 克、苦参 20 克、苍术 20 克、车前子 20 克（包煎）。

孕妇忌用。

② 脾虚湿蕴

症状：发病较缓，皮损潮红，瘙痒，抓后糜烂流滋，可见鳞屑，伴纳差，神疲，腹胀便溏，舌淡胖，舌苔白或腻，脉缓弱。

治法：健脾利湿。

泡脚方：

黄芪 30 克、党参 30 克、白术 30 克、苍术 30 克、怀山药 20 克、茯苓 30 克、陈皮 20 克、厚朴 20 克、砂仁 15 克、桂枝 10 克、生姜 15 克。

③ 血虚风燥

症状：病久，皮损色暗或色素沉着，剧痒，或皮损、皮质粗糙肥厚，伴口干不欲饮，纳差，腹胀，舌淡苔白，脉细。

治法：养血润肤，祛风止痒。

泡脚方：

当归 20 克、生地黄 30 克、白芍 20 克、川芎 8 克、何首乌 30 克、荆芥 10 克、防风 10 克、白蒺藜 10 克、黄芪 30 克、生甘草 10 克、白鲜皮 30 克。

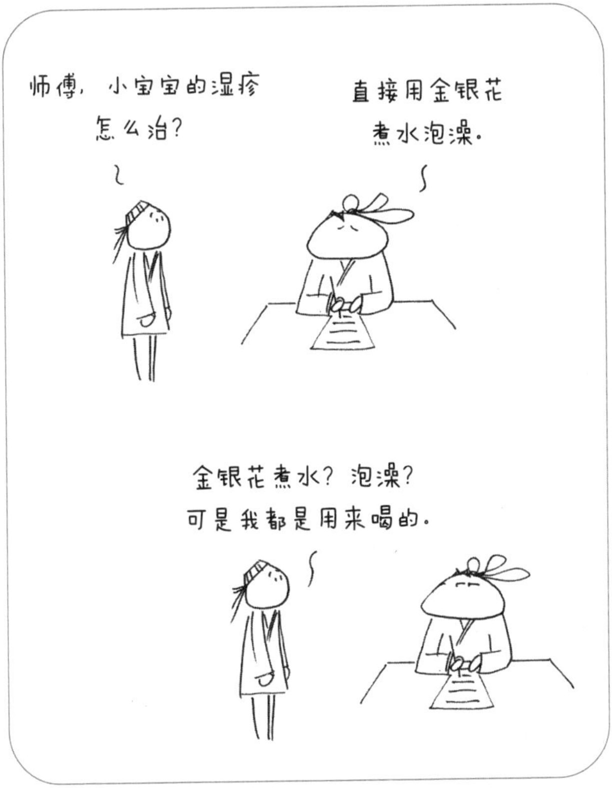
师傅，小宝宝的湿疹
怎么治？
直接用金银花
煮水泡澡。
金银花煮水？泡澡？
可是我都是用来喝的。

那有什么关系？用来泡脚
的温胆汤，你也没少喝。

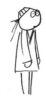

就等于给我喝的，不是人家的
泡澡水，就是人家的泡脚水！

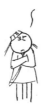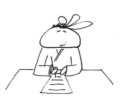

10 痔疮

痔是直肠末端黏膜下和肛管皮肤下的直肠静脉丛发生扩大、曲张所形成的柔软静脉团或肛缘皮肤结缔组织增生，或肛管皮下静脉曲张破裂形成的隆起物。

内痔多发于成年人，初发常以无痛性便血为主要症状，血液与大便不相混，多在排便时滴血或射血。出血呈间歇性，每逢饮酒、过劳、便秘或腹泻，便血会复发和加重。出血严重时可引起贫血。肛查时见齿线上黏膜呈半球状隆起，色鲜红、暗红或灰白。随着痔核增大，其在排便时或咳嗽时可脱出肛外，若不及时回纳，可形成内痔嵌顿，并有分泌物溢出，肛门坠胀。

根据病情轻重程度不同，可分为三期。

1期：痔核较小，如黄豆或蚕豆大，色鲜红，质柔软，不脱出肛外，大便带血或滴血。

2期：痔核较大，形似红枣，色暗红，大便时脱出肛外，便后能自行还纳，大便滴血较多或射血一线如箭。

3期：痔核更大，如鸡蛋或更大，色灰白，大便时或行走时脱出肛外，不能自行还纳，一般不出血，一旦出血则呈喷射状，痔核脱出后如不尽快还纳，则易嵌顿而绞窄肿胀、糜烂坏死。

 证型治法及泡脚方

注：方中所用药物剂量仅供参考，实际用量请遵医嘱。

① 风伤肠络

症状：大便带血、滴血或喷射而出，血色鲜红，或伴口干，大便秘结，舌红苔黄，脉数。

治法：清热，凉血，祛风。

泡脚方：

黄柏 30 克、知母 30 克、槐子 30 克、当归 30 克、生地黄 30 克、玄参 30 克、大黄 10 克（后下）、赤芍 20 克、防风 10 克、山楂 10 克。

孕妇忌用。

② 湿热下注

症状：便血色鲜，量较多，痔核脱出嵌顿，肿胀疼痛，或糜烂坏死，口干不欲饮，口苦，小便黄，舌苔黄腻，脉濡数。

治法：清热，利湿，止血。

泡脚方：

秦艽 30 克、桃仁 20 克、苍术 30 克、皂角刺 20 克、黄柏 30 克、白蔻仁 30 克（后下）、生薏苡仁 30 克、大黄 10 克（后下）、赤芍 20 克。

孕妇忌用。

③ 脾虚气陷

症状：肛门坠胀，痔核脱出，需用手托还，大便带血，色鲜红或淡红，病程日久，面色少华，神疲乏力，纳差，便溏，舌淡苔白，脉弱。

治法：健脾益气。

泡脚方：

黄芪 30 克、党参 30 克、白术 30 克、干姜 30 克、制附子 10 克（先煎 40 分钟）、升麻 10 克、柴胡 10 克、枳实 10 克、当归 20 克。

注意

（一）熏洗法适用于各期内痔及内痔脱出时，将药物加水煮沸，先熏后洗，或湿敷，具有收敛、止痛、消肿等作用。

（二）敷药法适用于各期内痔及手术后换药，将药膏或药散敷于患处，能够起到消肿止痛或收敛止血，抑或生肌收口等作用。常用药物有痔疮膏、桃花散、生肌玉红膏等。

（三）塞药法适用于各期内痔，将药物制成栓剂，塞入肛内，具有消肿止痛、止血的作用，如化痔栓。

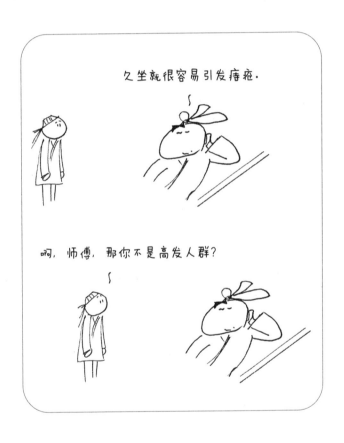

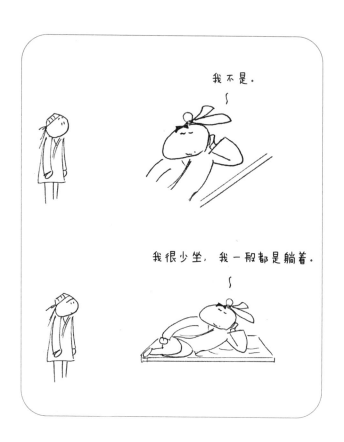

11 项痹（颈椎病）

因正虚劳损、筋脉失养或风寒湿热等邪气闭阻经络，影响气血运行，以项部感觉疼痛麻木，连及头、肩、上肢，并可伴有眩晕等主要表现的疾病，西医的颈椎病属于此范畴。

中医认为颈椎病的病机并不在于颈椎本身的物理变形。因为颈部是身体活动次数最多的地方，使用多年，颈椎或多或少一定会有变形或者椎间盘突出的情况。但这些都不是引发颈项部疼痛、僵硬、转动不利的原因——根本原因无非是气郁、痰凝、瘀血阻滞了经络，导致气机不畅、气血不通。

所以项痹的治法也一定是以理气、活血、化痰，畅通经络为主的。现代人由于长期居住在空调房，寒湿也成了主要致病因素，因此在调畅气血的同时，还要兼顾温阳散寒、祛风除湿，如此才能取得比较好的疗效。

证型治法及泡脚方

注：方中所用药物剂量仅供参考，实际用量请遵医嘱。

① 寒湿痹阻

症状：头痛或后枕部疼痛，颈僵，转侧不利，一侧或两侧肩臂及手指酸、胀、痛、麻，或头疼牵涉至上背痛，肌肤冷湿，畏寒喜热，颈椎旁可触及软组织肿胀结节，舌淡红，舌苔薄白，脉细弦。

治法：温经活血，祛寒除湿，通络止痛。

泡脚方：

羌活 15 克、独活 15 克、桂枝 20 克、葛根 50 克、生姜 30 克、细辛 10 克、鸡血藤 20 克、川芎 10 克。

孕妇忌用。

(2) 痰瘀阻络

症状：颈项痛如锥刺，痛势缠绵不休，按之尤甚，痛有定处，夜间加重，伴上肢麻木、头晕、欲呕，舌黯，舌体有少许瘀点，舌边有齿痕，舌苔白腻或白滑，脉弦涩或弦滑。

治法：健脾祛痰，活血通络，疏经止痛。

泡脚方：

葛根 50 克、三棱 15 克、莪术 15 克、桂枝 20 克、川芎 15 克、鸡血藤 30 克、路路通 20 克、清半夏 30 克、木瓜 10 克、赤芍 15 克、醋大黄 5 克（后下）。

孕妇忌用。

(3) 气血不足

症状：头昏，眩晕，视物模糊或视物目痛，身软乏力，纳差，颈部酸痛或双肩疼痛，舌淡红或淡胖，边有齿痕，舌苔薄白而润，脉沉细无力。

治法：益气养血，活血通络。

泡脚方：

党参 30 克、黄芪 30 克、炒白术 20 克、炙甘草 10 克、生姜 10 克、当归 15 克、升麻 10 克、川芎 6 克、柴胡 6 克。

（4）脾肾亏虚

症状：颈项酸软胀痛，四肢倦怠乏力或双下肢软弱无力，行走吃力，头晕，耳鸣，舌淡或有齿痕，或舌干红少苔，脉细弱或虚而无力。

治法：健脾益肾，温肾壮元。

泡脚方：

黄芪 30 克、党参 30 克、炒白术 20 克、炙甘草 10 克、补骨脂 20 克、杜仲 20 克、菟丝子 15 克（包煎）、枸杞子 20 克。

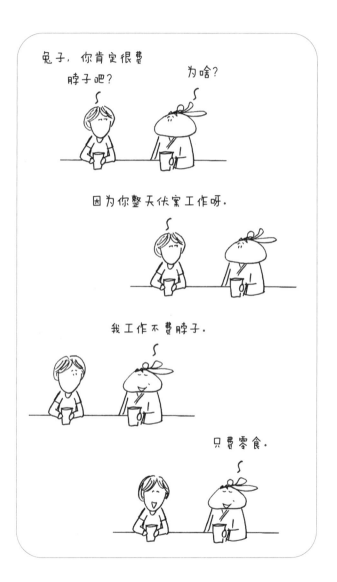

12 足膝关节痛（痹病）

所谓的痹，就是不通。最简单的理解就是不通则痛。

痹病指正气不足，风、寒、湿、热等外邪侵袭人体，痹阻经络，气血运行不畅所导致的，是以肌肉、筋骨、关节发生疼痛、麻木、重着、屈伸不利，甚至关节肿大、灼热为主要临床表现的疾病。

比如我们经常说的风湿性关节炎、肩周炎、腰椎间盘突出、颈椎病，甚至腱鞘炎，其实都属于中医痹病的范畴。

肌肉、筋骨、关节疼痛为本病的主要症候特征。但疼痛的性质有酸痛、胀痛、隐痛、刺痛、冷痛、热痛或重着疼痛等。疼痛的部位，或以上肢为主，或以下肢为甚；可对称发作，亦可非对称发生；或累及单个关节，或多关节同病；可为游走不定，或为固定不移；或局部红肿灼热，或单纯肿胀疼痛；皮色不变，或喜热熨，或喜冷敷；多为慢性久病，病势缠绵，亦可急性起病，病程较短。病重者关节屈伸不利，甚者关节僵硬、变形，以至于生活困难。

本节虽然以足膝关节痛为标题，但是在中医的辨证论治中，只要病机一致，治法都大致相同。因此，即使痹痛不是发生在足膝，而是出现在上肢、肩颈，有时也可以同方治疗。

 证型治法及泡脚方 ───

注：方中所用药物剂量仅供参考，实际用量请遵医嘱。

（1）行痹

症状：肢体关节、肌肉酸痛，上下左右关节游走不定，但以上肢为多见，以寒痛为多，亦可轻微热痛，或见恶风寒，舌苔薄白或薄腻，脉多浮或浮紧。

治法：祛风通络，散寒除湿。

泡脚方：

（1）羌活 20 克、独活 20 克、桑枝 30 克、威灵仙 30 克、大血藤 30 克、秦艽 30 克、乌梢蛇 20 克、防风 20 克、防己 15 克、黄芪 30 克、桂枝 15 克。

适用于寒湿偏重者（孕妇忌用）。

（2）羌活 20 克、独活 20 克、桑枝 15 克、忍冬藤 30 克、海风藤 30 克、络石藤 30 克、秦艽 30 克、威灵仙 30 克、乌梢蛇 20 克、生薏苡仁 50 克、防己 15 克、黄芩 15 克。

适用于有化热之象者（孕妇忌用）。

 2 痛痹

症状：肢体关节疼痛较剧，甚至关节不可屈伸，遇冷痛甚，得热则减，痛处多固定，亦可游走，皮色不红，触之不热，舌苔薄白，脉弦紧。

治法：温经散寒，祛风除湿。

泡脚方：

（1）制附子30克（先煎1小时）、制川乌20克（先煎1小时）、桂枝20克、羌活20克、独活20克、防风30克、大血藤30克、生姜50克、炙甘草10克。

适用于寒重者（孕妇忌用）。

（2）羌活20克、独活20克、防风20克、黄芪30克、桂枝30克、桃仁30克、三棱30克、莪术30克、大血藤30克。

适用于瘀血重者（孕妇忌用）。

③ 着痹

症状：肢体关节疼痛重着、酸楚，或有肿胀，痛有定处，肌肤麻木，手足困重，活动不便，舌苔白腻，脉濡缓。

治法：祛风散寒，除湿通络。

泡脚方：

（1）生薏苡仁 50 克、苍术 30 克、独活 20 克、桂枝 15 克、当归 30 克、川芎 8 克、秦艽 30 克、萆薢 30 克、防己 15 克。

适用于伴关节肿胀者（孕妇忌用）。

（2）生薏苡仁 30 克、苍术 30 克、独活 30 克、制川乌 30 克（先煎 1 小时）、麻黄 10 克、桂枝 20 克、当归 30 克、黄芪 30 克、红花 30 克、生姜 50 克。

适用于伴肌肤不仁者（孕妇忌用）。

（4）热痹

症状：肢体关节疼痛，痛处焮红灼热，肿胀疼痛剧烈，得冷则舒，筋脉拘急，日轻夜重，多兼发热，口渴，烦闷不安，舌质红，舌苔黄腻或黄燥，脉滑数。

治法：清热通络，祛风除湿。

泡脚方：

（1）生石膏30克、知母30克、连翘20克、忍冬藤30克、大血藤30克、苍术30克、黄柏30克。

适用于热毒重者（孕妇忌用）。

（2）生石膏30克、知母30克、忍冬藤30克、北沙参30克、麦冬30克、地骨皮30克、丹参30克、牡丹皮30克、玄参30克。

适用于热痹化火伤津甚者。

⑤ 气血亏虚

症状：四肢乏力，关节酸沉，绵绵而痛，麻木尤甚，汗出畏寒，时见心悸，纳呆，颜面微青而白，形体虚弱，舌质淡红欠润滑，舌苔黄或薄白，脉多沉虚而缓。

治法：益气养血，舒筋活络。

泡脚方：

（1）黄芪 60 克、党参 30 克、白术 30 克、独活 30 克、桑寄生 30 克、杜仲 30 克、川牛膝 30 克、秦艽 30 克。

适用于气虚甚者。

（2）干姜 30 克、制附子 30 克（先煎 1 小时）、桂枝 15 克、独活 30 克、桑寄生 30 克、杜仲 30 克、川牛膝 30 克、海风藤 30 克、威灵仙 30 克。

适用于脾肾阳虚甚者（孕妇忌用）。

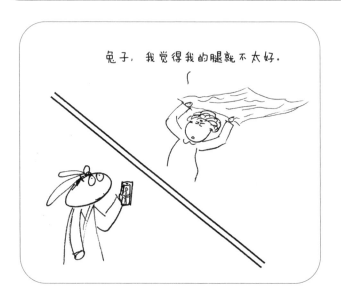

兔子，我觉得我的腿就不太好。

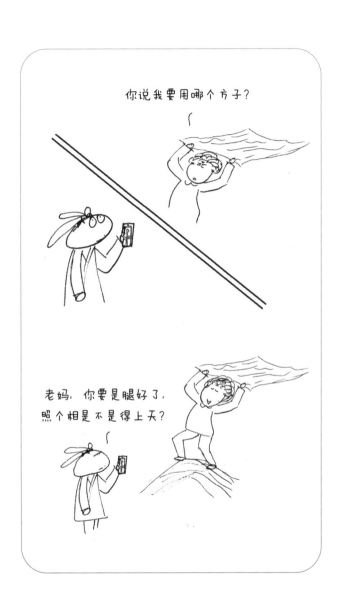

13 腰痛

腰为肾之府。我们的两个肾就长在后背腰部，脊柱两侧。

腰又在人体的中间部位，负责身体的左右扭动和前后仰俯。

所以无论从哪个角度讲，腰都是身体的重点部位，需要特别注意养护。

以前人腰痛，多由于长期工作劳累所致，发病人群也以中老年人为主，或寒湿地域人群为主。然而现在腰痛的发病率越来越高，发病年龄也逐年降低，这和现代人的生活方式有很大的关系。

除了长期喜欢吹空调，身体多阳虚以外，很多小姑娘为了追求时尚，还特别喜欢穿低腰裤、露脐装。不但把身前的神阙穴（肚脐眼）暴露在外面风吹日晒，还把背后的命门（和肚脐相对的地方），以及两个腰眼全部露在外面，受尽风寒湿邪的侵袭。

前面邪气入腹，后面邪气入肾，前后夹击，腹背受敌，何止会腰痛，还可能会腹痛、宫寒、痛经、不孕不育、长肿瘤。

所以自古以来，中国人都有护腰一说。腰部护住，其实就是固护正气、固护阳气。因此，如果出现腰痛，一定要引起重视，及早治疗。

腰痛是指腰部感受外邪，或因劳伤，或由肾虚而引起气血运行失调、脉络绌急、腰腑失养所致的，以腰部一侧或两侧疼痛为主要症状的一类病。

因病理性质的不同，腰痛有种种表现，疼痛性质有隐痛、胀痛、酸痛、濡痛、绵绵作痛、刺痛、腰痛如折；腰痛喜按或腰痛拒按；冷痛，得热则解；热痛，遇热更甚。

有些腰痛与气候变化有关，有些则关系不密切。有些腰痛会因劳累加重，休息后可缓解。有些腰痛则是常态，且疼痛部位固定，常年不见好转。

受外邪侵袭的多为实证，散寒驱邪即可痊愈。若是内在经络瘀堵，气血不通，就需要仔细辨证论治了。

证型治法及泡脚方

注：方中所用药物剂量仅供参考，实际用量请遵医嘱。

① 寒湿腰痛

症状：腰部冷痛重着，转侧不利，逐渐加重，每遇阴雨天或腰部受寒后加剧，痛处喜温，得热则减，舌苔白腻而润，脉沉紧或沉迟。

治法：散寒除湿，温经通络。

泡脚方：

（1）干姜30克、制附子30克（先煎1小时）、桂枝15克、苍术30克、白术50克、茯苓30克、陈皮15克。

适用于脾肾阳虚甚者。

（2）防风30克、羌活20克、独活20克、五加皮20克、白术50克、茯苓20克、海风藤30克。

适用于寒湿兼外感风邪、痛处游走不定者。

（3）干姜 30 克、白术 30 克、苍术 30 克、茯苓 20 克、独活 30 克、桑寄生 30 克、党参 30 克、黄芪 60 克。

适用于腰痛日久正气损伤者。

② 湿热腰痛

症状：腰髋掣痛，牵掣拘急，痛处伴有热感，每于夏季或腰部着热后痛剧，遇冷痛减，口渴不欲饮，尿色黄赤，或午后身热，微汗出，舌质红，舌苔黄腻，脉濡数或弦数。

治法：清热利湿，舒筋活络。

泡脚方：

（1）黄柏 30 克、苍术 30 克、萆薢 30 克、栀子 20 克、生石膏 30 克、滑石 20 克（冲调）。

适用于热重、口渴、尿赤者。

（2）黄柏 30 克、苍术 30 克、防己 15 克、萆薢 30 克、白蔻仁 30 克（后下）、生薏苡仁 30 克、茯苓 30 克。

适用于湿重者（孕妇忌用）。

③ 瘀血腰痛

症状：痛处固定，或胀痛不适，或痛如锥刺，日轻夜重，或持续不解，活动不利，甚则不能转侧，痛处拒按，面晦唇暗，舌质隐青或有瘀斑，脉多弦涩。病程迁延，常有外伤、劳损史。

治法：活血化瘀，理气止痛。

泡脚方：

（1）当归 30 克、川芎 8 克、桃仁 30 克、红花 30 克、地龙 30 克、土鳖虫 30 克、威灵仙 30 克、郁金 20 克、丹参 20 克、伸筋草 30 克。

适用于疼痛剧烈者（孕妇忌用）。

（2）当归 30 克、川芎 8 克、没药 30 克、五灵脂 30 克、杜仲 30 克、补骨脂 30 克、续断 30 克、桑寄生 30 克、伸筋草 30 克。

适用于瘀血腰痛兼肾虚、腰膝酸软者（孕妇忌用）。

（4）肾虚腰痛

症状：腰痛以酸软为主，喜按喜揉，腿膝无力，遇劳则甚，卧则减轻，常反复发作。偏阳虚者，则少腹拘急，面色㿠白，手足不温，少气乏力，舌淡，脉沉细；偏阴虚者，则心烦失眠，口燥咽干，面色潮红，手足心热，舌红少苔，脉弦细数。

治法：偏阳虚者，宜温补肾阳；偏阴虚者，宜滋补肾阴。

泡脚方：

（1）制附子 30 克（先煎 1 小时）、桂枝 30 克、吴茱萸 30 克、菟丝子 30 克（包煎）、黄芪 30 克、当归 30 克、杜仲 30 克、川芎 8 克。

适用于阳虚甚兼气短乏力者。

（2）熟地黄 60 克、怀山药 30 克、山茱萸 30 克、川牛膝 30 克、菟丝子 30 克（包煎）、当归 30 克、肉桂 10 克（后下）、杜仲 30 克、补骨脂 30 克、骨碎补 30 克、透骨草 30 克。

适用于肾虚精亏者。

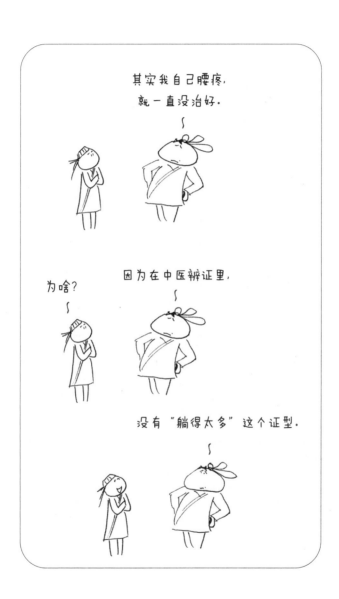

14 瘿病（甲亢）

　　说到瘿病可能很多人都不知道，但是说到甲亢，不知道的人就很少了。

　　甲亢在中医里就叫瘿病，由情志内伤，饮食及水土失宜等因素引起，以气滞、痰凝、血瘀壅结颈前为基本病机，以颈前喉结两旁结块肿大为主要临床特征。

　　西医学中具有甲状腺肿大表现的一类疾病，如单纯性甲状腺肿大、甲状腺功能亢进、甲状腺肿瘤，以及慢性淋巴细胞性甲状腺炎等疾病，可参考中医瘿病进行治疗。

　　瘿病多见于女性，以离海较远的山区发病较多。颈前结块肿大是本病最主要的临床特征，其块可随吞咽动作而上下，触之多柔软、光滑。病程日久则肿块质地较硬，或可扪及结节，甚至表现为推之不移。肿块开始可如樱桃或手指头大小，一般增长缓慢，大小程度不一，大者可如囊如袋。本病一般无明显的全身症状，但部分有阴虚火旺病变的患者，会出现低热、多汗、心悸、多食易饥、面赤、眼突、脉数等症状。

瘿病的临床表现主要归纳为三种类型。

（1）瘿囊：一般颈前肿块较大，两侧比较对称，肿块光滑、柔软，病程久者可扪及结节。

（2）瘿瘤：颈前肿块偏于一侧，或一侧较大，或两侧均大。瘿肿大小多如核桃，质常较硬。病情严重者，肿块增大迅速，质坚硬，结节高低不平，且有较明显的全身症状。

（3）瘿气：颈前轻度或中度肿大，肿块对称、光滑、柔软。除局部瘿肿外，一般均有比较明显的阴虚火旺的症状。

 证型治法及泡脚方

注：方中所用药物剂量仅供参考，实际用量请遵医嘱。

(1) 气郁痰阻

症状：颈前正中肿大，质软不痛；颈部肿胀，胸闷，喜太息，或兼胸胁窜痛，病情的波动常与情志因素有关，舌苔薄白，脉弦。

治法：理气舒郁，化痰消瘿。

泡脚方：

木香 15 克、陈皮 15 克、柴胡 15 克、郁金 15 克、香附 15 克、海藻 20 克、昆布 25 克、海螵蛸 20 克、黄芩 10 克。

适用于胸闷、胁肋胀痛者（孕妇忌用）。

(2) 痰结血瘀

症状：颈前出现肿块，按之较硬或有结节，肿块经久未消，胸闷，纳差，舌苔薄白或白腻，脉弦或涩。

治法：理气活血，化痰消瘿。

泡脚方：

海藻 20 克、昆布 20 克、青皮 15 克、法半夏 30 克、浙贝母 25 克、赤芍 30、三棱 25 克、莪术 25 克。

适用于结块较硬者（孕妇忌用）。

③ 肝火炽盛

症状：颈前轻度或中度肿大，一般柔软、光滑，烦热，容易出汗，性情急躁易怒，眼球突出，手指颤抖，面部烘热，口苦，舌质红，舌苔薄黄，脉弦数。

治法：清肝泻火。

泡脚方：

栀子 15 克、龙胆草 15 克、夏枯草 15 克、柴胡 12 克、牡丹皮 20 克、牛蒡子 10 克、海藻 20 克、黄芩 10 克、生龙骨 30 克（先煎）、生牡蛎 30 克（先煎）。

适用于肝火亢盛者。

④ 肝阴虚

症状：瘿肿或大或小，质软，病起缓慢，心悸不宁，心烦少寐，易出汗，手指颤动，眼干，目眩，倦怠乏力，舌质红，舌体颤动，脉弦细数。

治法：滋养阴精，宁心柔肝。

泡脚方：

生地黄 30 克、玄参 30 克、麦冬 30 克、肉桂 10 克（后下）、五味子 15 克、枸杞子 30 克、炒酸枣仁 15 克（捣碎）、柴胡 10 克、白芍 30 克、知母 10 克、钩藤 10 克（后下）。

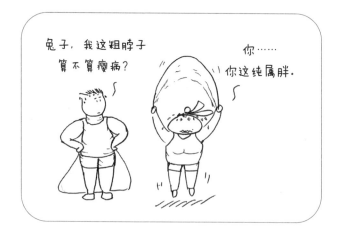

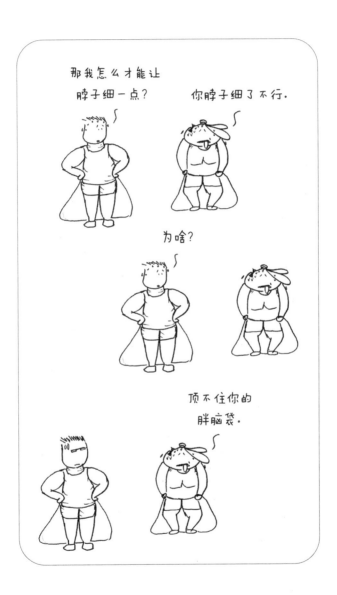

15 月经不调

月经不调是月经病中最常见的疾病，是指月经期（周期、经期）、月经量出现异常，包括月经先期、月经后期、月经先后不定期、经期延长和经量过多、经量过少。

女子一般在 14 虚岁月经来潮，49 虚岁闭经，在这两个时间段前后，如果出现月经不调，只要没有腹痛、虚脱乏力或其他不适症状，可以先不用药干预，以观察为主。因为此时身体在一个过渡时期，多会出现月经紊乱的情况，大多数人都会在度过这个过渡期后，症状自行消失。

但如果不是在这两个年龄段，月经连续 3 个月以上出现异常，就要及时就医，尤其是备孕女子，月经不调会影响受孕。

月经不调也要分寒热虚实。年轻女子多以寒证、实证为常见，比如我们通常说的寒凝血瘀证，主要症状为月经周期长，月经来潮前后腹痛，月经量少，或者有大量血块。而中年女子多以热证、虚证为常见，很容易出现崩漏，月经来潮时人虚乏力、面色萎黄、精神不济、头晕目眩等症状。

证型治法及泡脚方

注：方中所用药物剂量仅供参考，实际用量请遵医嘱。

1 血分实热

症状：月经提前，或月经过多，颜色深红或紫红，质黏而稠，心烦胸闷，面红口干，尿黄便结，舌质红，舌苔黄，脉滑数或洪数。

治法：清热凉血。

泡脚方：

（1）牡丹皮 20 克、地骨皮 20 克、生地黄 30 克、白芍 30 克、青蒿 20 克、玄参 30 克、桃仁 15 克、丹参 30 克、山楂 10 克。

适用于血热兼有瘀血重者（孕妇忌用）。

（2）牡丹皮 20 克、地骨皮 20 克、生地黄 30 克、淡豆豉 10 克、栀子 15 克、北沙参 30 克、麦冬 30 克、天花粉 30 克、水牛角 30 克。

适用于热甚伤津口渴者。

② 阴虚血热

症状：经行提前，月经量少，经色鲜红，质黏稠，两颧潮红，手足心热，舌红少苔，脉细数。

治法：养阴清热。

泡脚方：

（1）生地黄 30 克、地骨皮 30 克、玄参 30 克、知母 20 克、栀子 20 克、鳖甲 30 克（先煎）、赤芍 30 克。

适用于热甚心烦口渴者。

（2）生地黄 30 克、玄参 30 克、地骨皮 30 克、牡丹皮 20 克、丹参 30 克、桃仁 15 克、当归 30 克、山楂 10 克。

适用于阴虚血热兼有瘀血者（孕妇忌用）。

③ 气滞血瘀

症状：经行先期，或月经过多，或月经过少，色红或紫，或挟有瘀块，经行不畅，乳房、胸胁、小腹胀痛，心烦易怒，口苦咽干，舌质红，舌苔薄黄，脉弦数。

治法：疏肝清热，活血化瘀。

泡脚方：

（1）牡丹皮 30 克、栀子 20 克、当归 30 克、柴胡 10 克、白芍 30 克、郁金 20 克、香附 20 克、佛手 20 克、陈皮 20 克、薄荷 10 克（后下）、赤芍 30 克。

适用于肝气郁结甚者。

（2）牡丹皮 30 克、栀子 20 克、菊花 10 克、桑叶 10

克、黄芩30克、夏枯草30克、柴胡10克、白芍30克、玄参30克、郁金20克。

适用于肝火旺盛者。

（3）桃仁20克、赤芍30克、丹参30克、当归30克、柴胡10克、白芍30克、醋大黄10克（后下）。

适用于瘀血重者（孕妇忌用）。

---

④ 寒凝血瘀

症状：经期延后，或月经过少，经色暗淡而量少，小腹冷痛，得热痛减，畏寒肢冷，面色苍白，舌暗紫，舌苔薄白，脉沉紧。

治法：温经行滞。

泡脚方：

制附子30克（先煎1小时）、吴茱萸30克、桂枝20克、炒小茴香30克、干姜30克、川芎8克、当归

30 克、桃仁 15 克、党参 30 克、炒白术 30 克、山楂 10 克。

孕妇忌用。

⑤ 气血亏虚

症状：经行先期，月经过多或过少，经色淡白，质地清稀，神疲肢软，心悸气短，或纳差、便溏，或小腹空坠，舌淡苔薄，脉细弱。

治法：补气摄血。

泡脚方：

炙黄芪 60 克、党参 30 克、白术 30 克、干姜 30 克、茯苓 30 克、桂枝 30 克、当归 30 克、炒酸枣仁 30 克（捣碎）、补骨脂 30 克、鹿角片 30 克。

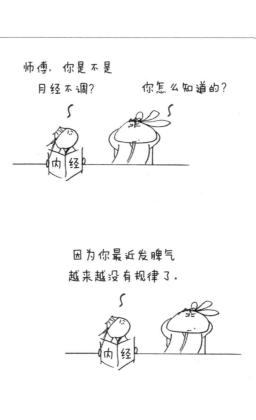

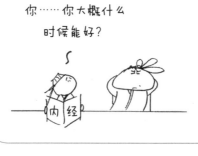

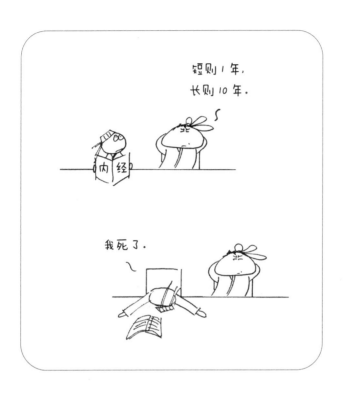

16 痛经

凡在经期或经行前后出现周期性小腹疼痛，或痛引腰骶，甚至剧痛晕厥，称为痛经。

痛经真的可以痛昏过去。曾经我有个同事，就因为痛经晕厥，叫了 120 送去医院。这个在男性看来一定匪夷所思，就像女性无法想象男性裆部被踹一脚会有多痛苦一样。

痛经的病因多因寒、瘀，所以女生想要预防痛经，最好的办法就是保暖。一是穿衣注意护住肚脐、小腹，免受风、寒、湿的侵袭。二是少食生冷、瓜果，尽量吃温热的食物。

另外，保持心情愉悦对于女性来说也至关重要，因为气滞血瘀、肝气不舒同样会引起痛经，甚至非常严重。那些爱生气的女性，多半都有痛经的情况，即使不痛在小腹，也会痛在肝经循行的部位，比如出现经前乳房胀痛。

民间有一种说法，女性一旦有了性生活或者生完孩子痛经就好了。这只是针对个别人而言的——性生活疏解了抑郁的肝气，生孩子时随着恶露排出了瘀血。但这绝不适用于所有人，事实上大多数人都会持续痛经多年。所以对于痛经，还是要从根本上解决病机，否则很难彻底痊愈。

 证型治法及泡脚方

注：方中所用药物剂量仅供参考，实际用量请遵医嘱。

① 肾气亏虚

症状：经期或经后小腹隐隐作痛，喜按，月经量少，色淡质稀，头晕耳鸣，腰酸腿软，小便清长，面色晦暗，舌质淡，舌苔薄，脉沉细。

治法：补肾填精，养血止痛。

泡脚方：

（1）桑寄生 30 克、炒杜仲 30 克、狗脊 30 克、吴茱萸

30 克、巴戟天 30 克、熟地黄 30 克、当归 30 克、川芎 10 克。

适用于腰酸甚者。

（2）制附子 30 克（先煎 1 小时）、干姜 30 克、党参 30 克、白术 30 克、杜仲 30 克、肉苁蓉 30 克、当归 30 克。

适用于肾阳虚恶寒重者。

2 气血虚弱

症状：经期或经后小腹隐痛喜按，月经量少，色淡质稀，神疲乏力，头晕心悸，失眠多梦，面色苍白，舌质淡，舌苔薄，脉细弱。

治法：补气养血，和中止痛。

泡脚方：

（1）炙黄芪 30 克、党参 30 克、白术 30 克、当归 30

克、桃仁 15 克、桂枝 30 克、白芍 30 克、生姜 30 克、山楂 10 克。

适用于气血虚弱兼瘀血重者（孕妇忌用）。

（2）炙黄芪 60 克、党参 30 克、白术 30 克、甘草 15 克、柴胡 10 克、升麻 10 克、当归 30 克。

适用于气虚重者。

③ 气滞血瘀

症状：经前或经期小腹胀痛拒按，胸胁、乳房胀痛，经行不畅，经色紫黯有块，块下痛减，舌紫黯，或有瘀点，脉弦或弦涩有力。

治法：行气活血，祛瘀止痛。

泡脚方：

五灵脂 30 克、桃仁 20 克、红花 20 克、香附 20 克、郁金 20 克、枳实 15 克、当归 30 克、柴胡 10 克、白芍 30 克。

孕妇忌用。

④ 寒凝血瘀

症状：经前或经期小腹冷痛拒按，得热则痛减，经血量少，色黯有块，畏寒肢冷，面色青白，舌质黯，舌苔白，脉沉紧。

治法：温经散寒，祛瘀止痛。

泡脚方：

干姜 30 克、紫石英 30 克（先煎 1 小时）、党参 30 克、白术 30 克、炙甘草 10 克、桂枝 30 克、白芍 30 克、牡丹皮 15 克、桃仁 15 克、山楂 10 克。

孕妇忌用。

5 湿热蕴结

症状：经前或经期小腹灼痛拒按，痛连腰骶，或平时小腹痛，至经前疼痛加剧，经量多或经期长，经色紫红，质稠或有血块，平素带下量多，黄稠臭秽，或伴低热，小便黄赤，舌质红，舌苔黄腻，脉滑数或濡数。

治法：清热除湿，化瘀止痛。

泡脚方：

牡丹皮 20 克、栀子 15 克、知母 20 克、桃仁 15 克、郁金 30 克、延胡索 30 克、白蔻仁 20 克（后下）、生薏苡仁 30 克、清半夏 30 克、竹茹 20 克、茯苓 30 克。

孕妇忌用。

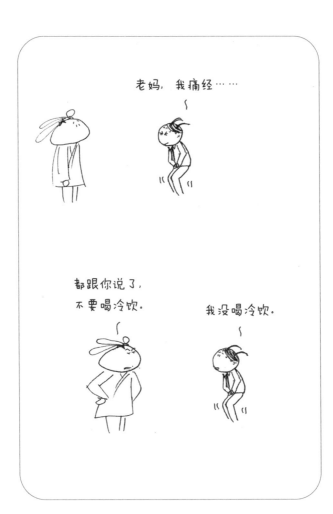

我就昨天吃了你给
我的刚从冰箱里拿出来
的剩饭。

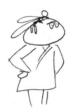 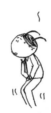

哼，肯定是你昨晚
睡觉没有好好盖被子。

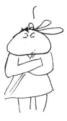

17 崩漏

女性在非经期，阴道大量出血，或淋漓下血不断，称为崩漏，前者称为崩中，后者称为漏下。若经期延长达 2 周以上，亦属崩漏范畴。

此病常见于青春期或更年期的女性。其主要表现有无规律的子宫出血，时间长短不一，从 1~2 天至十多天，甚至长达 1 个月。量多少不定，从淋漓不断而至崩冲。若出血过多，可表现为贫血。中医认为，崩漏主要是由于冲任损伤，不能制约经血所致。血热、肾虚、脾虚、血瘀均能导致冲任不固，不能制约经血。患者主要表现为无周期的阴道大量出血或少量出血、持续不断，严重者可伴有头晕、乏力、心慌等症状。如出血多，抢救不及时，有可能造成生命危险。

因此，如果有人发生血崩，请第一时间送往医院，或者拨打 120 叫救护车。在等待救援期间，可以服用三七粉止血、独参汤补气，或者大量服用生脉饮（人参方），尽量固护元气，以免气脱。

 证型治法及泡脚方

注：方中所用药物剂量仅供参考，实际用量请遵医嘱。

① 肾阴虚

症状：经血非时而下，出血量多或少，淋漓不断，色鲜红，质稍稠，伴有头晕耳鸣，腰膝酸软，手足心热或心烦等，舌红苔薄，脉细数无力。

治法：滋阴清热。

泡脚方：

知母 20 克、茜草 20 克、生地黄 30 克、玄参 30 克、熟地黄 30 克、肉桂 10 克（后下）、怀山药 30 克、党参 30 克。

② 肾阳虚

症状：月经来潮无规律，出血量多或淋漓不断，色淡质稀，伴有畏寒肢冷，腰痛如折，小便清长，大便溏薄，舌质淡白，舌苔薄，脉沉细弱，右尺尤甚。

治法：温补肾阳。

泡脚方：

制附子 30 克（先煎 1 小时）、干姜 30 克、肉桂 10 克（后下）、山茱萸 20 克、川牛膝 20 克、补骨脂 20 克、杜仲 20 克、怀山药 30 克、炒小茴香 30 克。

③ 脾虚型

症状：月经来潮无规律，出血量多或淋漓不断，色淡红，质稀，伴气短懒言，神疲肢倦，或面浮肢肿，或饮食不佳。舌胖嫩有齿痕，舌苔薄白润腻，脉缓而无力。

治法：健脾，益气，摄血。

泡脚方：

制附子 30 克（先煎 1 小时）、党参 30 克、黄芪 30 克、白术 30 克、升麻 10 克、炙甘草 10 克、干姜 30 克、茯苓 10 克、当归 10 克。

④ 血热型

症状：经血非时忽然大下或淋漓日久不净，色深红，质稠，伴有心烦少寐，口渴喜冷饮，或有发热，小便黄或大便干结。舌红绛，舌苔黄或燥，脉滑数有力。

治法：清热，凉血，止血。

泡脚方：

淡豆豉 10 克、栀子 15 克、生地榆 20 克、炒槐花 20 克、茜草 20 克、赤芍 20 克、仙鹤草 20 克。

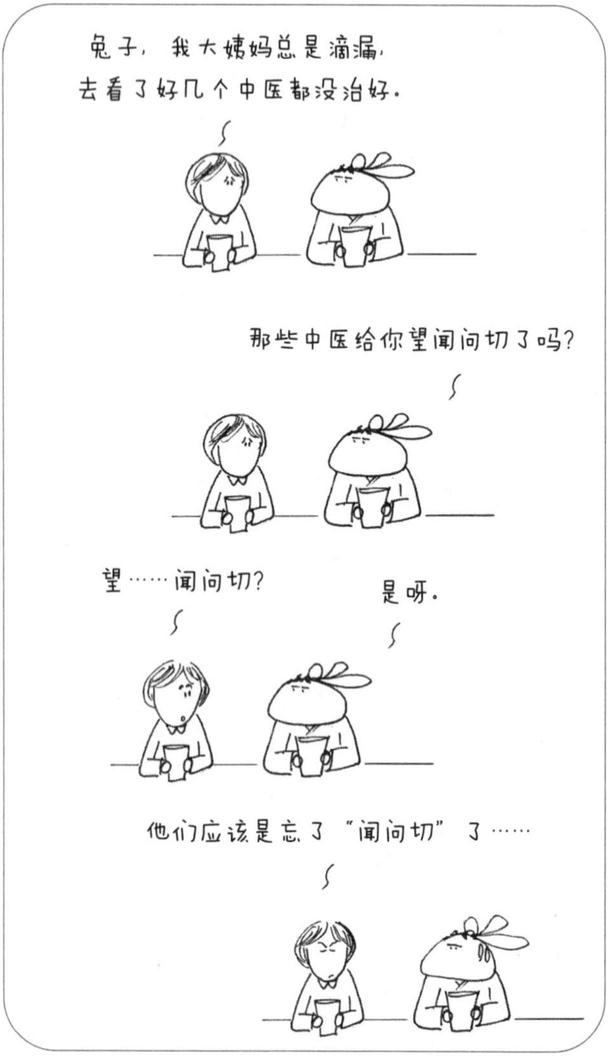
兔子，我大姨妈总是滴漏，
去看了好几个中医都没治好。
那些中医给你望闻问切了吗？
望……闻问切？
是呀。
他们应该是忘了“闻问切”了……

18 带下病

带下量明显增多，色、质、气味发生异常，或伴全身、局部症状，称为带下病，又称下白物、流秽物。多种生殖系统炎症及肿瘤导致阴道分泌物出现异常，可属带下病的范围。带下病是仅次于月经病的常见病，人们常说"十女九带"，说明了带下病的普遍性。

一般来说，带下病是由于湿邪影响任、带二脉，导致带下异常的疾病。由于脾气虚弱、肾气亏损或湿热、湿毒引起任脉不固，带脉失约，患者主要表现为带下量多，色黄白或黄，质稀或质稠有块，并可伴外阴瘙痒等症状。

但在清代名医傅青主（傅山）的《傅青主女科》一书中，他把带下病分为白带、黄带、红带、青带、黑带五种颜色，并认为病机各有不同，可谓把带下病研究到了极致。

证型治法及泡脚方

注：方中所用药物剂量仅供参考，实际用量请遵医嘱。

---

① 脾阳虚

症状：带下量多，色白或淡黄，质稀薄，无臭气，绵绵不断，神疲倦怠，四肢不温，纳差，便溏，两足跗肿，面色㿠白，舌质淡，舌苔白腻，脉缓弱。

治法：健脾益气，升阳除湿。

泡脚方：

（1）制附子30克（先煎1小时）、干姜30克、肉桂20克（后下）、法半夏30克、茯苓30克、炒车前子50克（包煎）、白术30克、党参30克、柴胡10克。

适用于阳虚恶寒重者。

（2）炙黄芪60克、制川乌30克（先煎1小时）、炒小茴香30克、白术50克、党参30克、干姜30克、法半夏 30 克、陈皮 30 克、怀山药 30 克、苍术 30 克、金樱子 30 克、海螵蛸 30 克。

适用于带下日久，滑脱不止者。

② 肾阳虚

症状：带下量多，色白清冷，稀薄如水，淋漓不断，头晕耳鸣，腰痛如折，畏寒肢冷，小腹冷感，小便频繁，夜间尤甚，大便溏薄，面色晦暗，舌淡润，舌苔薄白，脉沉细而迟。

治法：温肾助阳，涩精止带。

泡脚方：

制附子 60 克（先煎 2 小时）、干姜 30 克、肉桂 20 克（后下）、补骨脂 30 克、肉豆蔻 30 克、鹿角片 30 克、北沙参 30 克、菟丝子 30 克（包煎）、炒车前子 30 克（包煎）、海螵蛸 30 克。

③ 阴虚有热

症状：带下量不甚多，色黄或赤白相兼，质稠或有臭气，阴部干涩不适，或有灼热感，腰膝酸软，头晕耳鸣，颧赤唇红，五心烦热，失眠多梦，舌质红，舌苔少或黄腻，脉细数。

治法：滋阴益肾，清热除烦。

泡脚方：

知母 20 克、黄柏 20 克、熟地黄 60 克、生地黄 30 克、怀山药 30 克、山茱萸 30 克、玄参 30 克、当归 15 克、栀子 10 克、肉桂 10 克（后下）。

④ 湿热下注

症状：带下量多，色黄，黏稠，有臭气，或伴阴部瘙痒，胸闷心烦，口苦咽干，纳差，小腹或少腹作痛，小便短赤，舌质红，舌苔黄腻，脉濡数。

治法：清热，利湿，止带。

泡脚方：

（1）龙胆草30克、柴胡10克、栀子15克、黄芩20克、车前子30克（包煎）、通草10克、泽泻20克。

适用于肝经湿热者（孕妇忌用）。

（2）萆薢30克、生薏苡仁30克、苍术30克、黄柏30克、通草10克、牡丹皮20克、栀子15克、柴胡10克。

适用于湿浊重兼带下量多如豆渣状者（孕妇忌用）。

⑤ 湿毒蕴结

症状：带下量多，黄绿如脓，或赤白相兼，或五色杂下，状如米泔，臭秽难闻，小腹疼痛，腰骶酸痛，口苦咽干，小便短赤，舌质红，舌苔黄腻，脉滑数。

治法：清热，解毒，除湿。

泡脚方：

萆薢 30 克、黄柏 30 克、土茯苓 40 克、生薏苡仁 40 克、清半夏 30 克、蒲公英 30 克、野菊花 10 克、柴胡 10 克、炒杜仲 30 克、川芎 15 克。

孕妇忌用。

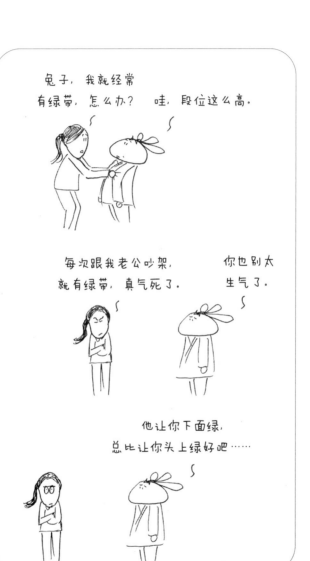

19 妇人腹痛（盆腔炎）

　　女性内生殖器官（子宫、输卵管、卵巢）及盆腔腹膜、子宫周围的结缔组织发生炎症时，称为盆腔炎。

　　盆腔炎是一种较常见的妇科疾病，大多发生在处于性活跃期或有月经失调症状的女性身上。初潮前、绝经后或未婚女性很少发生盆腔炎，若发生盆腔炎，往往也是邻近器官炎症扩散导致的。炎症可局限于一个部位，也可几个部位同时发病，最常见的是输卵管炎及输卵管卵巢炎，单纯的子宫内膜炎或卵巢炎较少见。根据其发病过程、临床表现，可分为急性盆腔炎与慢性盆腔炎两种。急性炎症有可能引起弥漫性腹膜炎、败血症、感染性休克，严重者可危及生命。若在急性期未能得到彻底治愈，则可转为慢性盆腔炎。慢性炎症由于久治不愈，反复发作而影响女性身心健康，给患者造成痛苦。

本病主要表现为腹痛，带下量多或盆腔包块，故属中医学"妇人腹痛""癥[1]瘕""带下病"等范畴。

中医认为本病的发生主要是由于湿毒、湿热、寒湿之邪内侵所致，若不及时或彻底治愈，邪气流连，则会与冲任胞脉气血搏结而成瘀；或肝经积郁，气滞血瘀，久则成癥，瘀阻冲任胞脉，不通则导致小腹疼痛。

慢性盆腔炎患者全身症状多不明显，有时可有低热，易感疲乏。病程较长时，部分患者可有烦躁或神经衰弱等症状。慢性盆腔炎的主要症状是下腹部及腰痛，常在劳累、性交及月经前后加剧，并可伴带下量多，甚至会导致不孕。

 证型治法及泡脚方

注：方中所用药物剂量仅供参考，实际用量请遵医嘱。

---

[1] 同"症"，此处指肿瘤。

① 气滞血瘀

症状：小腹或少腹胀痛，拒按，胸胁、乳房胀痛，脘腹胀满，食欲欠佳，烦躁易怒，偶欲太息，舌质紫黯或有紫点，脉弦涩。

治法：行气活血，化瘀止痛。

泡脚方：

香附 15 克、郁金 15 克、柴胡 10 克、延胡索 15 克、桃仁 15 克、红花 12 克、当归 20 克、丹参 20 克。

孕妇忌用。

② 湿热郁结

症状：小腹疼痛拒按，有灼热感，或有积块，伴腰骶胀痛，低热起伏，带下量多，黄稠，有臭味，小便短黄，舌质红，舌苔黄腻，脉弦滑而数。

治法：清热除湿，化瘀止痛。

泡脚方：

黄柏 20 克、苍术 20 克、生薏苡仁 25 克、败酱草 20 克、土茯苓 30 克、车前子 15 克（包煎）。

孕妇忌用。

③ 寒湿阻滞

症状：小腹冷痛，痛处不移，得温痛减，带下量多，色白质稀，形寒肢冷，面色青白，舌质淡，舌苔白腻，脉沉紧。

治法：散寒除湿，化瘀止痛。

泡脚方：

炒小茴香 30 克、党参 20 克、白术 30 克、炙甘草 10 克、茯苓 30 克、干姜 30 克、白豆蔻 12 克（后下）。

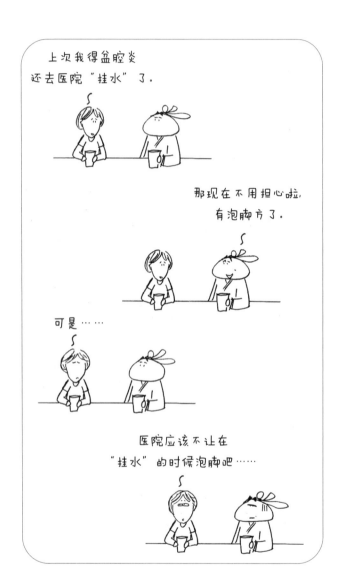

20 子宫脱垂

　　子宫从正常位置向下移位，甚至完全脱出于阴道口外，称为子宫脱垂，又称为"阴脱""阴癫""阴菌""阴挺""子宫脱出"等。本病常发生于劳动女性，以产后损伤为多见。

　　患者自觉腹部下坠，腰酸、走路及下蹲时更明显。轻度脱垂者，阴道内脱出物在平卧休息后能自行还纳；严重时，脱出物不能还纳，影响行动。子宫颈因长期暴露在外而会导致黏膜表面增厚、角化或糜烂、溃疡。患者白带增多，并有时呈脓样或带血，有的出现月经紊乱，经血过多。伴有膀胱膨出时，可导致排尿困难、尿潴留、压力性尿失禁等。

　　子宫脱垂在中医里属于虚证，由中气下陷所致。所以治疗以补中益气、升阳托举为主，有时不需要做物理治疗。

注：方中所用药物剂量仅供参考，实际用量请遵医嘱。

 气虚型

症状：子宫下移或脱出阴道口外，劳则加剧，小腹下坠，神倦乏力，少气懒言，小便频数，或带下量多，色白质稀，面色少华，舌质淡，舌苔薄，脉缓弱。

治法：补气升提。

泡脚方：

黄芪30克、党参30克、白术20克、柴胡5克、升麻5克、茯苓30克、当归15克、怀山药20克、芡实15克、桑螵蛸15克。

② 肾虚型

症状：子宫下移，或脱出阴道口外，小腹下坠，小便频数，腰酸腿软，头晕耳鸣，舌质淡，舌苔薄，脉沉细。

治法：补肾固脱。

泡脚方：

巴戟天 20 克、菟丝子 20 克（包煎）、怀山药 25 克、熟地黄 25 克、杜仲 20 克、山茱萸 20 克、枸杞子 20 克、升麻 10 克。

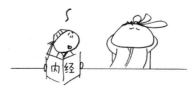

人体真神奇，就靠气把脏腑托举着。

那你说，有一天咱没气了，
脏腑是不是都掉进屁股里去了？

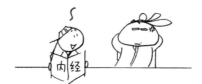

如果我们真没气了，

也不必担心脏腑的去向了。

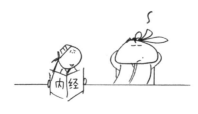

21 阳痿

阳痿是指青壮年男子由于虚损、惊恐、湿热等，致使宗筋失养而弛纵，引起阴茎痿弱不起，临房举而不坚，或坚而不能持久的一种病证。

阳痿常与遗精、早泄并见。常伴有神疲乏力，腰酸膝软，头晕耳鸣，畏寒肢冷，阴囊阴茎冷缩，或局部冷湿，精液清稀冰冷，精少或精子活动力低下，或会阴部坠胀疼痛，小便不畅，滴沥不尽，或小便清白、频多等症状。

现实生活中，造成年轻男子阳痿的一个很常见的原因就是手淫过度。很多科学研究都说，男子精液中的 95% 都是水，蛋白质的含量很少，因此手淫过度泄精并不会对身体造成伤害。但是要知道，现代医学发展至今，是连人体的气和湿都无法"看见"的，精液中的精微物质，也很难被完全检测到。所以现代科学讲的水里面，就真的是纯水吗？就真的没有其他精微物质吗？看不见不代表不存在。否则为何手淫过度会引起一系列精亏的症状呢？要真是流掉一些废水，那只能是有益而无害啊。

所以年轻男子一定要学会克制自己的欲望，修心养身，否则过早耗掉肾精，不但会阳痿不举，更可能会影响到今后的生育和身体。不可不知，不可不戒。正所谓"春心一动弃千般，只晓偷来片刻欢。损德招灾都不管，爱河浪起自伤残"。

 证型治法及泡脚方

注：方中所用药物剂量仅供参考，实际用量请遵医嘱。

① 命门火衰

症状：阳事不举，精薄清冷，阴囊、阴茎冰凉冷缩，或局部冷湿，腰酸膝软，头晕耳鸣，畏寒肢冷，精神萎靡，面色㿠白，舌质淡，舌苔薄白，脉沉细，右尺尤甚。

治法：温肾壮阳，滋肾填精。

泡脚方：

制附子 60 克（先煎 2 小时）、干姜 30 克、肉桂 20 克（后下）、党参 30 克、白术 30 克、熟地黄 30 克、怀山药 30 克、肉苁蓉 30 克、淫羊藿 30 克、巴戟天 30 克、杜仲 30 克、炙甘草 10 克。

2 心脾两虚

症状：阳事不举，精神不振，夜寐不安，健忘，胃纳不佳，面色少华，舌质淡，舌苔薄白或少苔，脉细弱。

治法：补益心脾。

泡脚方：

（1）黄芪 60 克、党参 30 克、白术 30 克、远志 30 克、炒酸枣仁 30 克（捣碎）、茯苓 30 克、熟地黄 30 克、生地黄 30 克、玄参 30 克、肉桂 20 克（后下）。

适用于精血亏虚严重者。

（2）黄芪 60 克、党参 30 克、白术 50 克、茯苓 30 克、当归 30 克、厚朴 20 克、苍术 30 克、炒车前子 30 克（包煎）。

适用于血虚兼水湿重者。

③ 肝郁不舒

症状：阳痿不举，情绪抑郁或烦躁易怒，胸脘不适，胁肋胀闷，食少便溏，舌苔薄，脉弦。有情志所伤病史。

治法：疏肝解郁。

泡脚方：

柴胡 15 克、木香 20 克、香附 20 克、牡丹皮 20 克、栀子 12 克、薄荷 5 克（后下）、知母 10 克、当归 30 克、茯苓 30 克、白芍 30 克、白术 30 克。

④ 湿热下注

症状：阴茎痿软，阴囊湿痒臊臭，下肢酸困，小便黄赤，舌苔黄腻，脉濡数。

治法：清热利湿。

泡脚方：

柴胡 10 克、龙胆草 20 克、栀子 20 克、黄芩 20 克、通草 10 克、泽泻 20 克、炒车前子 30 克（包煎）、茵陈 20 克、当归 20 克、白扁豆 20 克。

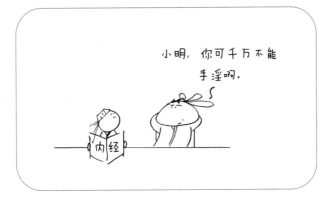

手淫特别容易导致阳痿.

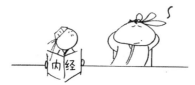

师傅, 你多虑了。

我的手打游戏都不够用,
实在没时间用在其他地方。

22 早泄

　　早泄通常是以男性阴茎插入阴道后女性尚未达到性高潮，男性已经提早射精（一般短于 2 分钟），或以性交中男性使女性达到性高潮的频度低于 50% 为标准来定义的病证。

　　早泄的分类：其一是习惯性早泄，指成年以后性交一贯早泄者，这类人的性生理功能正常，阴茎勃起有力，性欲旺盛，交媾时迫不及待，大多见于青壮年男性；其二是年老性早泄，由性功能减退而引起，中年以后或老年人逐渐发生的射精时间提前现象，常伴有性欲减退与阴茎勃起无力的症状；其三是偶见早泄，大多在身心疲惫、情绪波动时发生。另外，还有人原本无早泄，在某种精神或躯体的应激情况之后急性发生该症状，常伴勃起乏力现象。

　　现代人发生早泄的主要原因已经转为工作压力大，精神紧张。从偶发的情况变成了常态。这说明身体功能开始衰退，或过早进入老龄化，因此需要引起足够的重视，及时治疗。

 证型治法及泡脚方

注：方中所用药物剂量仅供参考，实际用量请遵医嘱。

1 肾气亏虚

症状：性欲减退，早泄，伴遗精，甚则阳痿，腰膝酸软，小便清长或不利，舌淡苔白，脉沉弱。

治法：补肾固精，滋阴温阳。

泡脚方：

制附子 30 克（先煎 1 小时）、干姜 30 克、肉桂 20 克（后下）、补骨脂 30 克、菟丝子 30 克（包煎）、杜仲 30 克、金樱子 30 克、覆盆子 30 克、怀山药 30 克、狗脊 20 克、怀牛膝 20 克、桑寄生 30 克。

2 肝经湿热

症状：性欲亢进，交则早泄，伴头晕目眩，口苦咽干，心烦易怒，阴囊湿痒，小便黄赤，舌质红，舌苔黄腻，脉弦滑或弦数。

治法：清泻肝经湿热。

泡脚方：

（1）柴胡 10 克、龙胆草 30 克、栀子 20 克、菊花 30 克、夏枯草 30 克、桑叶 20 克、天麻 30 克、钩藤 20 克（后下）、决明子 30 克（包煎）。

适用于肝经湿热兼肝阳上亢、头晕耳鸣者。

（2）萆薢 20 克、泽泻 30 克、茯苓 30 克、车前子 30 克（包煎）、生薏苡仁 30 克、白蔻仁 20 克（后下）、黄柏 20 克、茵陈 20 克。

适用于肝经湿热兼湿浊下注重者。

③ 心脾两虚

症状：同房早泄，伴四肢倦怠，气短乏力，多梦健忘，纳差，便溏，心悸，寐差，舌淡苔薄，脉细。

治法：补益心脾。

泡脚方：

（1）黄芪60克、党参30克、白术30克、炙甘草10克、当归20克、生龙骨30克（先煎）、生牡蛎30克（先煎）、炒酸枣仁30克（捣碎）、柏子仁30克、远志30克、木香20克。

适用于脾虚兼心悸、睡眠不安者。

（2）党参30克、白术30克、炙甘草10克、当归20克、生龙骨30克（先煎）、生牡蛎30克（先煎）、玄参30克、北沙参30克、麦冬30克、淡豆豉15克、栀子20克、知母10克。

适用于心中烦热兼咽干口渴者。

④ 阴虚火旺

症状：早泄，阳事易举，伴五心烦热，潮热，盗汗，腰膝酸软，舌红少苔，脉细数。

治法：滋阴降火。

泡脚方：

知母 20 克、黄柏 20 克、熟地黄 30 克、枸杞子 30 克、女贞子 30 克、墨旱莲 30 克、白芍 20 克、当归 20 克、玄参 30 克、鳖甲 30 克（先煎）、肉桂 10 克（后下）。

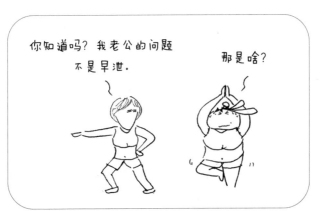

是他的小弟弟，

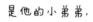
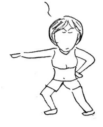
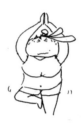

在我的人生中，

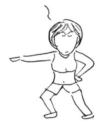
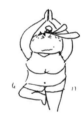

已经早早谢幕了。

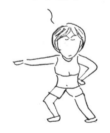
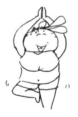

23 遗精

遗精是指因脾肾亏虚、精关不固，或火旺湿热、扰动精室所致的以不因性生活而精液频繁遗泄为临床特征的病证。本病发病因素比较复杂，主要有房事不节、先天不足、用心过度、思欲不遂、饮食不节、湿热侵袭等。有梦而遗精者，称为梦遗；无梦而遗精，甚至清醒时精液自出者，称为滑精。

常伴有头晕、耳鸣、健忘、心悸、失眠、腰酸膝软、精神萎靡，或尿时不爽、少腹及阴部发胀不适等症状。会因劳倦过度、用心太过、恣情纵欲、感触见闻、饮食辛辣等因素诱发。

 证型治法及泡脚方

注：方中所用药物剂量仅供参考，实际用量请遵医嘱。

① 心肾火旺

症状：少寐多梦，梦中遗精，伴有心中烦热，头晕目眩，精神不振，倦怠乏力，心悸不宁，善恐健忘，口干，小便短赤，舌质红，脉细数。

治法：清心安神，滋阴清热。

泡脚方：

（1）栀子 30 克、淡竹叶 15 克、黄连 20 克、黄芩 20 克、玄参 30 克、百合 30 克、生牡蛎 30 克（先煎）。

适用于心火亢盛伴目赤痛、口舌生疮者。

（2）熟地黄 30 克、生地黄 30 克、玄参 30 克、知母 30 克、黄柏 20 克、丹参 20 克、女贞子 20 克、墨旱莲 20 克、肉桂 10 克（后下）。

适用于肾阴虚火旺伴腰膝酸软、体倦乏力明显者。

② 湿热下注

症状：遗精频作，或有梦或无梦，或尿时有少量精液外流，小便热赤浑浊，或尿涩不爽，口苦或渴，心烦少寐，口舌生疮，大便溏臭，或见脘腹痞闷，恶心，舌质红，舌苔黄腻，脉濡数。

治法：清热利湿。

泡脚方：

萆薢 20 克、龙胆草 20 克、栀子 15 克、黄芩 20 克、木通 10 克、泽泻 10 克、炒车前子 30 克（包煎）、清半夏 30 克、生薏苡仁 30 克、石菖蒲 10 克。

③ 劳伤心脾

症状：劳累则遗精，心悸不宁，失眠健忘，面色萎黄，四肢困倦，食少便溏，舌质淡，舌苔薄白，脉细弱。

治法：调补心脾，益气摄精。

泡脚方：

（1）黄芪 60 克、党参 30 克、白术 30 克、茯苓 30 克、炙甘草 10 克、柴胡 10 克、升麻 10 克、当归 20 克。

适用于中气不足、气虚血亏者。

（2）生龙骨 30 克（先煎）、生牡蛎 30 克（先煎）、远志 30 克、炒酸枣仁 30 克（捣碎）、柏子仁 30 克、茯神 30 克、柴胡 6 克、郁金 10 克。

适用于思虑重、心悸不寐者。

④ 肾虚不固

症状：梦遗频作，甚至滑精，腰酸膝软，咽干，心烦，眩晕耳鸣，健忘失眠，低热颧赤，形瘦盗汗，发落齿摇，舌红少苔，脉细数。遗久滑精者，可兼见形寒肢冷，阳痿早泄，精冷，夜尿多或尿少浮肿，尿色清，或余沥不尽，面色㿠白或枯槁无华，舌质淡嫩有齿痕，舌苔白滑，脉沉细。

治法：补肾益精，固涩止遗。

泡脚方：

制附子 30 克（先煎 1 小时）、干姜 30 克、肉桂 20 克（后下）、补骨脂 30 克、菟丝子 30 克（包煎）、杜仲 30 克、金樱子 30 克、芡实 30 克、怀山药 30 克、怀牛膝 20 克、桑寄生 30 克。

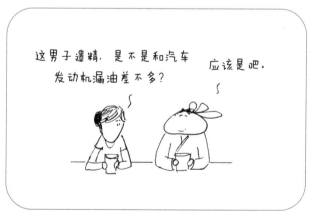

这男子遗精，是不是和汽车发动机漏油差不多？

应该是吧。

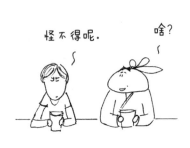

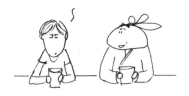

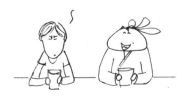

24 淋证

　　淋证是指因饮食劳倦、湿热侵袭而致的以肾虚、膀胱湿热、气化失司为主要病机，以小便频急、滴沥不尽、尿道涩痛、小腹拘急、痛引腰腹为主要临床表现的病证。

　　其起病或急或缓，病程或长或短，长者久淋不已，时作时止，遇劳即发。小便频急者每日小便可达数十次，而每次尿量较少，或伴有发热，小便热赤；或小便排出沙石，排尿时尿流中断，腰腹绞痛难忍；或尿中带血或夹有血块；或小便浑浊如米泔，或滑腻如脂膏，种种不一。病久或反复发作后，常伴有低热、腰痛、小腹坠胀、疲劳等症。

注：方中所用药物剂量仅供参考，实际用量请遵医嘱。

① 热淋

症状：小便频急短涩，尿道灼热刺痛，尿色黄赤，少腹拘急胀痛，或有寒热，口苦，呕恶，或腰痛拒按，或有大便秘结，舌苔黄腻，脉滑数。

治法：清热解毒，利湿通淋。

泡脚方：

大黄 20 克（后下）、枳实 30 克、车前子 30 克（包煎）、瞿麦 20 克、扁蓄 20 克、栀子 30 克、白茅根 20 克、通草 10 克、生甘草 10 克。

② 石淋

症状：尿中常夹沙石，小便艰涩，或排尿时突然中断，尿道窘迫疼痛，少腹拘急，或腰腹绞痛难忍，痛引少腹，连及外阴，尿中带血，舌质红，舌苔薄黄。若病久沙石不去，可伴面色少华，精神委顿，少气乏力，舌质淡，舌边有齿印，脉细而弱；或腰腹隐痛，手足心热，舌红少苔，脉细数。

治法：清热利尿，通淋排石。

泡脚方：

（1）通草 10 克、石韦 30 克、王不留行 30 克（包煎）、滑石 20 克（冲调）、瞿麦 20 克、白术 30 克、赤芍 30 克、小蓟 30 克、生鸡内金 20 克、海金沙 15 克（包煎）。

适用于石淋兼尿中带血者。

（2）通草 20 克、石韦 30 克、王不留行 30 克（包煎）、瞿麦 20 克、蒲公英 30 克、大黄 8 克（后下）、黄柏 30

克、生鸡内金 20 克、海金沙 15 克（包煎）。

适用于石淋兼热盛者。

（3）通草 20 克、石韦 30 克、王不留行 20 克（包煎）、干姜 30 克、制附子 30 克（先煎 1 小时）、肉桂 20 克（后下）、吴茱萸 20 克、生鸡内金 20 克、海金沙 15 克（包煎）。

适用于石淋兼气虚、肾阳不足者。

③ 气淋

症状：实证表现为小便涩痛，淋漓不尽，小腹胀满疼痛，舌苔薄白，脉多沉弦；虚证表现为尿时涩滞，小腹坠胀，尿有余沥，面白不华，舌质淡，脉虚细无力。

治法：实证宜利气疏导，虚证宜补中益气。

泡脚方：

（1）柴胡 10 克、郁金 20 克、枳实 20 克、香附 20 克、桃仁 30 克、赤芍 20 克、川牛膝 20 克、川芎 8 克、海浮石 20 克、山楂 10 克。

适用于实证兼有瘀血阻滞者。

（2）黄芪 60 克、党参 30 克、杜仲 30 克、白术 30 克、山茱萸 30 克、制附子 30 克（先煎 1 小时）、肉桂 20 克（后下）、炙甘草 10 克、通草 10 克、白茅根 30 克。

适用于虚证兼肾阳不足者。

④ 血淋

症状：实证表现为小便热涩刺痛，尿色深红，或夹有血块，疼痛满急加剧，或见心烦，舌苔黄，脉滑数；虚证表现为尿色淡红，尿痛涩滞不明显，腰酸膝软，神疲乏力，舌淡红，脉细数。

治法：实证宜清热通淋，凉血止血；虚证宜滋阴清热，补虚止血。

泡脚方：

（1）黄芩 30 克、白茅根 20 克、生地黄 30 克、小蓟 30 克、蒲黄 20 克（包煎）、藕节炭 20 克、栀子 30 克、海金沙 15 克（包煎）、桃仁 20 克。

适用于实证热重出血多者。

（2）知母 20 克、黄柏 20 克、熟地黄 30 克、生地黄 30 克、山茱萸 30 克、牡丹皮 10 克、怀山药 30 克、海金沙 15 克（包煎）、白茅根 20 克、藕节炭 10 克。

适用于虚证阴虚有热者。

⑤ 膏淋

症状：实证表现为小便浑浊如米泔水，置之沉淀如絮状，上有浮油如脂，或夹有凝块，或混有血液，尿道热涩疼痛，舌质红，舌苔黄腻，脉濡数；虚证表现为病久不已，反复发作，淋出如脂，小便涩痛反见减轻，但形体日渐消瘦，头昏无力，腰酸膝软，舌质淡，舌苔腻，脉细弱无力。

治法：实证宜清热利湿，分清泄浊；虚证宜补虚固涩。

泡脚方：

（1）萆薢 20 克、石菖蒲 20 克、黄柏 20 克、车前子 30克（包煎）、白术 30 克、土茯苓 30 克、生薏苡仁 30克、白茅根 15 克。

适用于实证且湿浊重者。

（2）黄芪 60 克、党参 30 克、杜仲 30 克、炒白术 30克、山茱萸 30 克、制附子 30 克（先煎 1 小时）、肉桂20 克（后下）、炙甘草 10 克、萆薢 20 克、炒车前子 30克（包煎）、白茅根 20 克。

适用于虚证气虚乏力者。

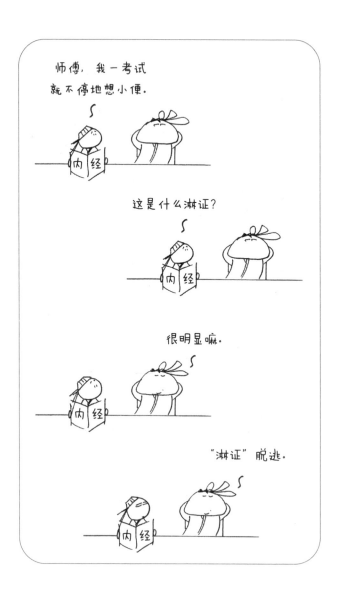

25 小儿厌食

小儿厌食指小儿较长时间不思进食、厌恶摄食，若是其他外感、内伤疾病中出现厌食症状，则不属于本病。因为不管是外感还是内伤，都可能伤及脾胃功能，短暂地出现食欲不振、恶心呕吐等情况。此时可以辅助用一些健脾消食的药物帮助脾胃恢复即可。

小儿长期厌食，根本原因是脾胃运化功能失常、脾气不足、积食不消，身体自然会抗拒受纳新的食物，导致厌食。

小儿厌食越来越常见的主要原因，不是吃得不好，而是吃得太好。很多孩子刚开始加辅食，家长就迫不及待地增加肉类、鱼类的食物，将其打成肉糜，以为这样就好消化了。要知道，孩子的脾胃是非常虚弱的，想要把肥甘油腻的食物消化掉，需要耗用大量的阳气。所以有些孩子看似吃得好，却越补越胖，精神越疲乏，胃口越来越差。

真正的科学喂养，不是完全按照营养成分表给孩子增补所需元素，而是以"五谷为养，五果为助，五畜为益，五菜为充"的原则，适当地给孩子进行配搭，以脾胃容易接受和消化为第一要务，否则再好、再贵的东西，不消化、不吸收也是白搭。要么被拉掉，要么变成积食，对孩子的健康毫无益处。时间长了，还会引起其他病证。

 证型治法及泡脚方

注：方中所用药物剂量仅供参考，实际用量请遵医嘱。

① 脾失健运

症状：厌恶进食，饮食乏味，食量减少，或有胸脘痞闷、嗳气泛恶，偶尔多食后脘腹饱胀，大便不调，舌苔薄白或白腻。

治法：调和脾胃，运脾开胃。

泡脚方：

白术 15 克、法半夏 6 克、藿香 10 克（后下）、陈皮 20
克、砂仁 10 克、白首乌 20 克、鸡矢藤 20 克、白蔻仁
10 克（后下）、枳实 10 克、厚朴 10 克、炒麦芽 20 克。

② 脾胃气虚

症状：不思进食，食不知味，食量减少，形体偏瘦，面
色少华，精神欠振，或有大便溏薄夹不消化物，舌质
淡，舌苔薄白。

治法：健脾益气，佐以助运。

泡脚方：

（1）党参 20 克、清半夏 10 克、陈皮 10 克、杏仁 12 克、
白蔻仁 10 克（后下）、生薏苡仁 20 克、苍术 10 克、茯
苓 20 克、焦三仙各 10 克。

适用于脾胃气虚兼湿浊阻滞者。

（2）干姜 30 克、白术 20 克、党参 10 克、炙甘草 6 克、砂仁 10 克、枳实 6 克、炒鸡内金 10 克。

适用于脾胃气虚兼脾阳虚者。

③ 脾胃阴虚

症状：不思进食，或虽饿却食不多，口舌干燥，大便偏干，小便色黄，面黄少华，皮肤失润，舌红少津，舌苔少或花剥，脉细数。

治法：滋脾养胃，佐以助运。

泡脚方：

北沙参 20 克、玄参 20 克、生地黄 20 克、知母 10 克、怀山药 30 克、党参 10 克、玉竹 10 克。

这世上唯有美食不可辜负。

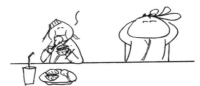

傻孩子，那是因为你还小。

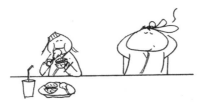

等你长大了，你就知道还有
其他更让你心动的东西。

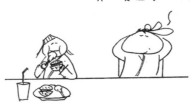

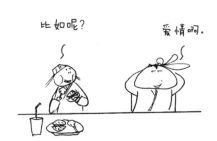

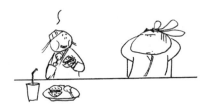

26 小儿遗尿

　　小儿遗尿是指 3 岁以上的小儿不能自主控制排尿，经常睡中小便自遗，醒后方觉。婴幼儿时期，由于形体发育未全，脏腑娇嫩，"肾常虚"，智力未全，排尿的自控能力尚未形成；学龄儿童也常因白天玩耍过度，夜晚熟睡不醒，偶然发生遗尿，均非病态。年龄超过 3 岁，特别是 5 岁以上的儿童，睡中经常遗尿，轻者数日一次，重者一夜数次，则为病态，称为遗尿。

　　遇到孩子遗尿，家长一定不要过分责怪，因为这是病理现象，而不是孩子故意为之。责怪和责骂都会加重孩子的心理负担，从而导致病情更加严重。因为在中医里，恐伤肾，同时恐则气下。孩子在恐惧的心理状态下，气机更会下行，遗尿不但不会改善，反而会加重。所以一旦发现孩子有遗尿的情况，应多以抚慰为主，然后积极寻求中医治疗，避免给孩子造成不良的心理阴影。

 证型治法及泡脚方

注：方中所用药物剂量仅供参考，实际用量请遵医嘱。

---

1 肾气不固

症状：睡中经常遗尿，甚者一夜数次，尿清而长，醒后方觉，神疲乏力，面白肢冷，腰膝酸软，智力较差，舌质淡，苔薄白，脉沉细无力。

治法：温补肾阳，固涩小便。

泡脚方：

制附子 20 克（先煎 1 小时）、干姜 10 克、党参 20 克、白术 20 克、茯苓 12 克、炙甘草 10 克、生牡蛎 30 克（先煎）、补骨脂 10 克、山茱萸 10 克。

② 脾肺气虚

症状：睡中遗尿，少气懒言，神倦乏力，面色少华，常自汗出，食欲不振，大便溏薄，舌淡苔薄，脉细少力。

治法：益气健脾，培元固涩。

泡脚方：

黄芪 30 克、党参 20 克、防风 10 克、五味子 10 克、浮小麦 20 克、煅牡蛎 30 克（先煎）、白术 20 克、柴胡 5 克、升麻 5 克、益智仁 10 克。

③ 肝经湿热

症状：睡中遗尿，尿黄量少，尿味臊臭，性情急躁易怒，或夜间梦语磨牙，舌质红，舌苔黄或黄腻，脉弦数。

治法：清泻肝经湿热。

泡脚方：

龙胆草 10 克、栀子 10 克、黄芩 10 克、白茅根 12 克、芦根 10 克、木通 3 克、淡竹叶 10 克、车前子 10 克（包煎）、柴胡 5 克。

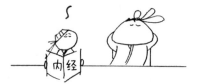

我小时候尿床，
不知道挨了我妈多少顿打。

直到上小学，我妈才不打我了。

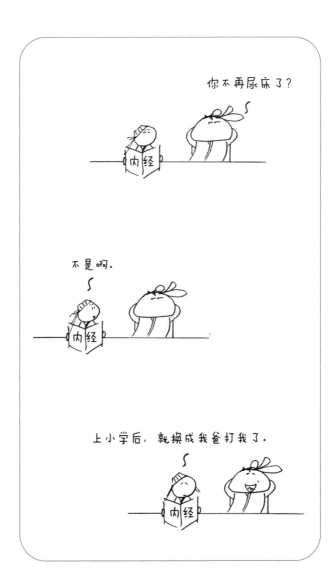

27 高血压

    高血压是指以体循环动脉血压（收缩压或舒张压）增高为主要特征（收缩压 ≥ 140 mmHg，舒张压 ≥ 90 mmHg），可伴有心、脑、肾等器官的功能或器质性损害的临床综合征。

    其实在中医里，并没有高血压的概念。中医认为，血压和体温一样，都是大数据统计的结果，不在所谓的正常范围内不代表一定就是病态，需要治疗。就好像有人天生体温在 37 ℃以上，可是他无任何不适，更没有发热。

    我就是一个比较典型的低血压案例。我们全家人的血压都比较低，都在标准血压范围之下。记得有一次单位组织献血，我踊跃报了名，结果到了医院一测血压，医生吓了一跳，我舒张压 35 mmHg，收缩压 65 mmHg。医生说我这是昏迷血压，应该立刻抢救。然而当时我 25 岁，朝气蓬勃，精力充沛，没有任何虚弱乏力的低血压症状。医生看着我非常奇怪，让我到医院楼下跑几圈再上来测试。于是我跑了差不多半小时，回来后收缩压也刚到 70 mmHg，医生感到非常不可思议。我立刻被劝退回家，血也没献成，单位给献血员工每人补贴的一只老母鸡也没拿到，心碎至极。

可见，完全用现代医学标准的血压来判定我们的身体是否正常，有时是不合理的。有我这样的低血压正常人存在，就一定有高血压的正常人存在。血压高低是身体根据自身情况，进行自我调节的结果。当身体感觉血流速度慢、阻滞大，自然就会加大压力（肝肾之气）推动血液，以保证血量供应；相反时，身体就会降低压力，免得血流速度过快，出现血液妄行。

判断身体是否正常的标准应该是症状。血压的数值也是症状之一。当我们的血压高于或者低于标准时，我们都应该引起重视，结合其他不适症状，整体辨证，对证用药。如果没有其他任何不适，那就以观察为主，切不可立刻用降压药，强行破坏身体的自我调节过程，导致脏腑功能紊乱。

单纯用降压药降压，而忽略身体发出的其他信号，不过是掩耳盗铃。表面上血压数值正常了，背后真正的病机却被掩盖，只会导致更大的疾病发生。现代医学也早就承认，用降压药不会百分之百地杜绝或者降低心脑血管疾病的风险。相反，降压药的副作用非常大，尤其会伤害肝肾。

　　中医治疗高血压，并不是针对高血压本身，而是根据患者的其他症状整体辨证后用药。当脏腑功能恢复正常、病机被消除时，血压自然就正常了，根本不需要特别治疗。

 证型治法及泡脚方

注：方中所用药物剂量仅供参考，实际用量请遵医嘱。

---

① 肝风上扰

症状：头晕，头部抽痛，目花，耳鸣，肌肉跳动，手抖，唇舌、肢体麻木，舌尖红，舌苔薄黄，脉弦。

治法：平肝熄风，补益肝肾。

泡脚方：

天麻 20 克、钩藤 20 克（后下）、石决明 30 克（先煎）、栀子 20 克、黄芩 20 克、龙胆草 20 克、川牛膝 10

克、杜仲 30 克、益母草 10 克、桑寄生 30 克、夜交藤
30 克。

② 风热壅盛

症状：目眩，头胀痛，面红，目赤，口干苦，胸膈痞
闷，咳呕喘满，涕唾黏稠，大便秘结，小便赤涩，体质
多偏肥胖，舌尖红，舌苔黄腻，脉数有力。

治法：疏风解表，泻热通便。

泡脚方：

防风 10 克、川芎 6 克、当归 10 克、白芍 10 克、大黄
10 克（后下）、薄荷 6 克（后下）、麻黄 10 克、连翘
12 克、生石膏 30 克、黄芩 15 克、桔梗 10 克、滑石 30
克（冲调）、生甘草 10 克、荆芥 6 克、白术 6 克、栀子
6 克。

③ 阴虚阳亢

症状：头昏痛，眩晕，耳鸣，视物模糊，如活动或情绪波动则易面赤，口干，形瘦，腰膝酸软，遗精，舌质红，少苔或剥落苔，脉细弦数。

治法：育阴潜阳。

泡脚方：

女贞子 30 克、墨旱莲 30 克、生龙骨 30 克（先煎）、生牡蛎 30 克（先煎）、菊花 10 克、金银花 10 克、知母 10 克、熟地黄 60 克、生地黄 30 克、川牛膝 10 克。

④ 气血两虚

症状：头昏且晕，面色㿠白，畏寒，肢冷，下肢酸软，夜尿频数，阳痿，滑精，或虚烦、口干、颧红，舌质光而淡红，脉沉细。

治法：补血益气。

泡脚方：

制附子 60 克（先煎 2 小时）、干姜 30 克、党参 30 克、白术 30 克、茯苓 30 克、当归 30 克、熟地黄 30 克、补骨脂 20 克、巴戟天 20 克、山茱萸 20 克、炙甘草 10 克。

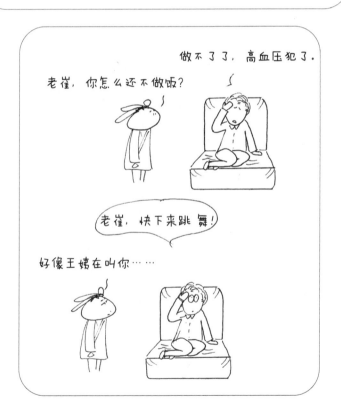

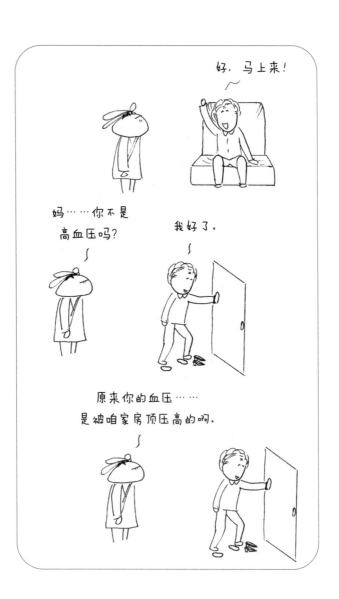

28 高血脂

高脂血症指血脂水平过高，可直接引起一些严重危害人体健康的疾病，如动脉粥样硬化、冠心病、胰腺炎等。

中医认为，血脂就是血管内有污浊壅滞。这些污浊由瘀血和痰饮组成，阻碍血液运行，因此高血脂的人通常也都伴有高血压。

血脂水平高，也是身体发生病变的结果，需要引起重视。情况不严重时可以不用药，以加强锻炼为主，加快身体的代谢水平即可。但如果伴有其他严重不适症状，就需要及时用药调理，以防发展为大病。

证型治法及泡脚方

注：方中所用药物剂量仅供参考，实际用量请遵医嘱。

---

① **脾虚痰积**

症状：体胖虚松，倦怠乏力，胸脘痞满，头晕目眩，肢重或肿，纳差，或伴便溏，舌胖，舌苔白厚，脉濡。

治法：益气健脾，除湿化痰。

泡脚方：

黄芪 30 克、党参 30 克、白术 30 克、白蔻仁 10 克（后下）、生薏苡仁 30 克、白扁豆 30 克、茯苓 30 克、清半夏 15 克、陈皮 15 克、炙甘草 10 克。

孕妇忌用。

2 胃热腑实

症状：形体肥硕，烦热纳亢，口渴便秘，舌质红，舌苔黄腻或薄黄，脉滑或滑数。

治法：清胃泻热，通腑导滞。

泡脚方：

玄参 30 克、北沙参 30 克、生地黄 30 克、芦根 20 克、白茅根 20 克、知母 20 克、枳实 10 克、厚朴 20 克、莱菔子 20 克（包煎）、杏仁 20 克、醋大黄 10 克（后下）。

3 瘀血痹阻

症状：胸闷，憋气时作，胸痛，痛处固定，甚而引起肩臂、背部疼痛，舌质暗，舌体胖大或有紫斑，脉涩或滑。

治法：活血祛瘀。

泡脚方：

（1）鸡血藤30克、桃仁20克、红花10克、当归20克、生地黄30克、川芎8克、赤芍10克、川牛膝10克、桂枝15克、柴胡6克、枳壳6克、炙甘草6克。

适用于瘀血严重、痹痛甚者（孕妇忌用）。

（2）制附子30克（先煎1小时）、干姜30克、艾叶30克、桃仁20克、红花10克、桂枝15克、当归20克、生地黄30克、川芎8克、赤芍10克、炙甘草6克。

适用于四肢逆冷、肾阳虚明显者（孕妇忌用）。

④ 湿热壅滞

症状：形体比较壮实，口苦，口腻，口干，咽燥，渴而不思饮，喜食肥甘油腻，胸闷心烦，脘痞胁胀，小便黄，大便干，舌质红，舌苔黄腻，脉滑数。

治法：行气导滞，清热除湿。

泡脚方：

龙胆草 20 克、栀子 20 克、黄芩 20 克、白茅根 20 克、山楂 20 克、大黄 10 克（后下）、车前子 30 克（包煎）、柴胡 5 克、清半夏 30 克、陈皮 30 克、制南星 30 克、厚朴 20 克。

孕妇忌用。

兔子，血脂高是不是身体
里脂肪太多，都流到血液里了？

差不多吧。

那看来，富得流油是
真的了。

29 肥胖

肥胖是指体内脂肪积聚过多，体重超过标准体重的 20%，或体重指数大于 24。

中医认为，一个人如果脏腑功能都正常，是不太可能出现肥胖的。所谓的肥胖，不过是身体里积食、痰浊没有代谢掉，而导致的垃圾堆积。所以肥胖不仅仅对外貌上有影响，更多体现是身体健康出现了问题。

肥胖者多痰湿、多淤积、多郁热，但根本上其实是阳气不足。阳气是一种热能量，但不是多汗、怕热、便秘所表现的郁热。它是正气，是正能量，可以代谢污浊，清扫体内垃圾，保证脏腑正常工作。致病的是热邪，是无法被人体所利用的邪火，只会消耗正气和阴液，让脏腑功能失常。

认清这一点对于治疗肥胖至关重要。很多人看到胖子怕热，都误以为他们热盛，而多用寒凉的药物清热，并常食用大量水果蔬菜以减少脂肪摄入，但这样的治疗和饮食只会更加克伐身体的阳气，让代谢变得更慢——这就是胖子越减越肥，喝凉水也长肉的原因。

因此，想要从根本上解决肥胖，就必须从温补阳气入手。当脾肾阳气充足时，自然可以把身体里多余的水饮痰浊运化、代谢出去，并且将摄入的食物转化为身体所需的五谷精微，而不是变成积食，淤积在胃肠道。在治疗肥胖的时候，可以先辨证用药，畅通三焦气机，排出淤浊，再以温补阳气善后，保证机体代谢功能正常，如此自然就不会"复胖"了。

 证型治法及泡脚方

注：方中所用药物剂量仅供参考，实际用量请遵医嘱。

① 脾虚痰瘀

症状：身胖体重，倦怠乏力，脘腹痞闷，头重嗜睡，眼睑虚浮，或下肢浮肿，身体多发痰核或结节，舌淡胖大有齿痕，舌苔白腻或白滑，脉濡缓。

治法：健脾益气，祛痰除湿。

泡脚方：

制附子30克（先煎1小时）、干姜30克、党参30克、白术30克、茯苓30克、陈皮20克、厚朴30克、枳实10克、清半夏30克、白蔻仁15克（后下）、炒车前子30克（包煎）、炙甘草6克。

② 湿热内蕴

症状：痰多色黄，口腻而干，渴不欲饮，或饮下不适，脘胀痞闷，便干或大便溏黏而恶臭，舌质红，舌苔黄腻，脉濡数或滑数。

治法：清热利湿。

泡脚方：

白扁豆30克、茯苓30克、生薏苡仁30克、藿香10克（后下）、白蔻仁20克（后下）、杏仁20克、栀子15克、芦根20克、厚朴20克。

孕妇忌用。

③ 肝胆湿热

症状：痰核色鲜，呈橙黄色，口苦，纳呆，呕恶，脘腹胀闷，胁肋胀痛，舌质红，舌苔黄腻，脉弦数。

治法：疏肝利胆，清热化湿。

泡脚方：

（1）龙胆草20克、栀子30克、黄芩30克、木通10克、泽泻20克、炒车前子30克（包煎）、柴胡6克、当归 15 克、生地黄 30 克。

适用于肝胆湿热兼肝火旺盛者（孕妇忌用）。

（2）枳实 10 克、厚朴 30 克、木香 10 克、香附 10 克、柴胡 6 克、陈皮 30 克、清半夏 30 克、白术 30 克、山楂 20 克。

适用于肝胆湿热兼胃脘胀满者（孕妇忌用）。

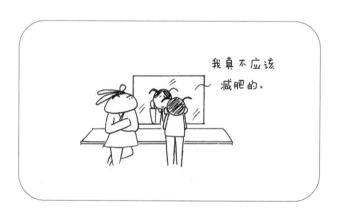

为啥?

瘦点儿不好看吗?

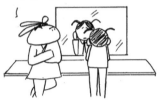

就是因为这样,

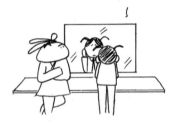

所以我以后不好看, 就再也
不能说因为我胖了.

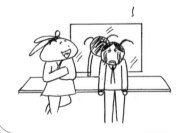

30 糖尿病

糖尿病在中医里属消渴症，是以阴虚燥热为基本病机，以多尿、多饮、多食、消瘦，或尿有甜味为典型临床表现的一种疾病。

消渴症起病缓慢，病程漫长。在多尿、多饮、多食的同时，常伴有倦怠乏力、形体消瘦等。中医消渴症一般分为上消、中消、下消，上消表现为口渴多饮，饮不解渴；中消表现为消谷善饥，如不按时进食，则会头晕目眩，神疲乏力，四肢痿软；下消表现为尿频，尿多，喝多少水，排多少尿，尤其是夜尿增多，严重者一夜可起5~6次。

消渴症主要是肺、脾、肾三脏功能出现问题所致，以脾功能失常为主，用药调整后一些人是可以完全康复的，不需要终身服用降糖药。

证型治法及泡脚方

注：方中所用药物剂量仅供参考，实际用量请遵医嘱。

（一）上消

肺热津伤

症状：烦渴多饮，口干舌燥，尿频量多，舌边尖红，舌苔薄黄，脉洪数。

治法：清热润肺，生津止渴。

泡脚方：

党参 30 克、怀山药 30 克、生黄芪 15 克、天花粉 30 克、知母 18 克、葛根 10 克、五味子 10 克、生鸡内金 10 克。

（二）中消

胃热炽盛

症状：多食易饥，口渴，尿多，形体消瘦，大便干燥，舌质红，舌苔黄，脉滑实有力。

治法：清胃泻火，养阴增液。

泡脚方：

党参 30 克、生石膏 50 克、知母 18 克、炙甘草 6 克、生地黄 30 克。

（三）下消

1 肾阴亏虚

症状：尿频量多，浑浊如脂膏或尿甜，腰膝酸软，乏力，头晕耳鸣，口干唇燥，皮肤干燥、瘙痒，舌红少苔，脉细数。

治法：滋阴补肾，润燥止渴。

泡脚方：

知母 20 克、黄柏 20 克、熟地黄 30 克、玄参 30 克、生地黄 30 克、山茱萸 30 克、肉桂 10 克（后下）、茯苓 15 克、泽泻 10 克。

② 肾阳虚弱

症状：小便频数，浑浊如膏，甚至饮一溲一，面容憔悴，耳轮干枯，腰膝酸软，四肢欠温，畏寒肢冷，阳痿或月经不调，舌质淡，舌苔淡白而干，脉沉细无力。

治法：温阳滋阴，补肾固摄。

泡脚方：

制附子 50 克（先煎 2 小时）、桂枝 30 克、熟地黄 30 克、怀山药 30 克、山茱萸 30 克、茯苓 10 克、牡丹皮 10 克、泽泻 10 克。

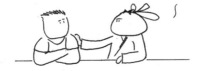

大壮，道理我已经讲得很清楚了。

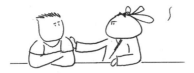

你自己对照一下，你的血糖高，主要是因为上消、中消，还是下消？

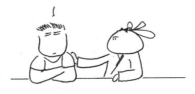

我感觉吧，

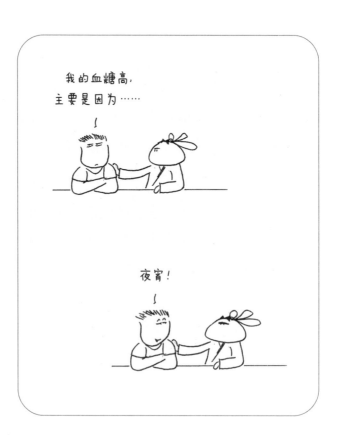

31 虚劳

虚劳又称虚损，是禀赋薄弱、后天失养及外感内伤等多种原因引起的，以脏腑功能衰退，气血阴阳亏损，日久不复为主要病机，以五脏虚证为主要临床表现的多种慢性虚弱证的总称。

随着社会经济的发展，人们生活条件的改善，虚劳的人反而更加多见。暴饮暴食、肥甘油腻、熬夜酗酒、工作压力大、情志抑郁，都会不同程度地损伤气血津液，消耗能量，让身体出现虚劳的症状。

虚劳以脏腑功能减退、气血阴阳亏损所致的虚弱、不足为主要特征，但也有气、血、阴、阳虚损的区别。

（1）气虚损者主要表现为面色萎黄，神疲体倦，懒言声低，自汗，脉细。

（2）血虚损者主要表现为面色不华，唇甲淡白，头晕眼花，脉细。

（3）阴虚损者主要表现为口干舌燥，五心烦热，盗汗，舌红苔少，脉细数。

（4）阳虚损者主要表现为面色苍白，形寒肢冷，舌质淡胖有齿印，脉沉细。

 证型治法及泡脚方

注：方中所用药物剂量仅供参考，实际用量请遵医嘱。

（一）气虚损

 肺气虚

症状：短气自汗，声音低怯，时寒时热，平素易于感冒，面白，舌质淡，脉弱。

治法：补益肺气。

泡脚方：

党参 30 克、黄芪 30 克、防风 15 克、炒白术 20 克、炙甘草 10 克、五味子 15 克、浮小麦 20 克、地骨皮 10 克。

② 心气虚

症状：心悸，气短，劳则尤甚，神疲体倦，自汗，舌质淡，脉弱。

治法：益气养心。

泡脚方：

党参 30 克、炒白术 20 克、炙甘草 30 克、炒酸枣仁 20 克（捣碎）、远志 15 克、当归 15 克、白芍 30 克、桂枝 15 克、生姜 30 克。

③ 脾气虚

症状：饮食减少，食后胃脘不舒，倦怠乏力，大便溏薄，面色萎黄，舌淡苔薄，脉弱。

治法：健脾益气。

泡脚方：

党参 30 克、白术 30 克、茯苓 30 克、炙甘草 10 克、陈皮 15 克、鸡矢藤 30 克、白首乌 30 克、厚朴 15 克、砂仁 10 克。

④ 肾气虚

症状：神疲乏力，腰膝酸软，小便频数而清，白带清稀，舌质淡，脉弱。

治法：益气补肾。

泡脚方：

制附子 30 克（先煎 1 小时）、干姜 15 克、熟地黄 30

克、茯苓30克、怀山药20克、肉桂15克（后下）、山茱萸15克、泽泻15克、炒车前子30克（包煎）。

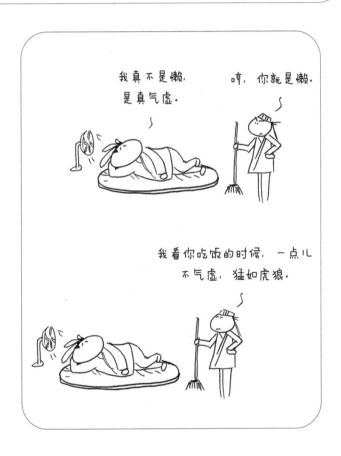

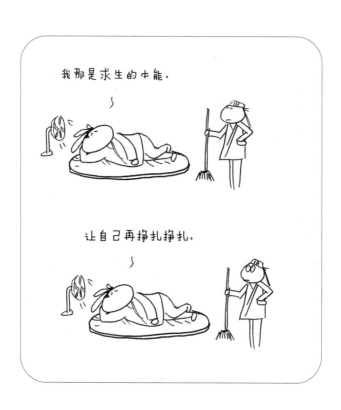

（二）血虚损

（1）心血虚

症状：心悸怔忡，健忘，失眠，多梦，面色不华，舌质淡，脉细或结代。

治法：养血宁心。

泡脚方：

黄芪 30、当归 15 克、五味子 15 克、炒酸枣仁 20 克（捣碎）、柏子仁 15 克、远志 20 克、益智仁 15 克、石菖蒲 10 克、炙甘草 30 克。

（2）脾血虚

症状：体倦乏力，纳差，心悸气短，健忘，失眠，面色萎黄，舌质淡，舌苔薄白，脉细缓。

治法：补脾养血。

泡脚方：

党参 30 克、黄芪 20 克、炒白术 20 克、炙甘草 10 克、当归 20 克、熟地黄 30 克、木香 10 克。

③ 肝血虚

症状：头晕，目眩，胁痛，肢体麻木，筋脉拘急，女性月经不调甚则闭经，面色不华，舌质淡，脉弦细或细涩。

治法：补血养肝。

泡脚方：

桂枝 15 克、当归 30 克、熟地黄 30 克、白芍 30 克、川芎 10 克、鸡血藤 15 克、柴胡 10 克、郁金 20 克、炙甘草 15 克。

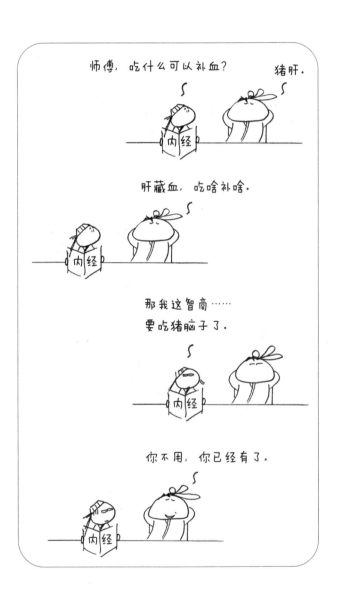

（三）阴虚损

1 肺阴虚

症状：干咳，咽干，甚或失音，咯血，潮热，盗汗，面色潮红，舌红少津，脉细数。

治法：养阴润肺。

泡脚方：

北沙参 20 克、麦冬 20 克、玉竹 20 克、天花粉 20 克、地骨皮 20 克、桔梗 10 克、前胡 10 克。

2 心阴虚

症状：心悸，失眠，烦躁，潮热，盗汗，或口舌生疮，面色潮红，舌红少津，脉细数。

治法：滋阴养心。

泡脚方：

党参 20 克、玄参 30 克、麦冬 30 克、淡豆豉 10 克、栀子 18 克、炒酸枣仁 15 克（捣碎）、五味子 15 克。

③ 脾胃阴虚

症状：口干唇燥，不思饮食，大便燥结，甚则干呕，呃逆，面色潮红，舌质干，舌苔少或无苔，脉细数。

治法：养阴和胃。

泡脚方：

玄参 30 克、麦冬 30 克、生地黄 30 克、怀山药 25 克、天花粉 15 克、法半夏 10 克、炙甘草 10 克。

④ 肝阴虚

症状：头痛，眩晕，耳鸣，目干畏光，视物不明，急躁易怒，或肢体麻木，面潮红，舌干红，脉弦细数。

治法：滋养肝阴。

泡脚方：

生地黄 30 克、当归 20 克、白芍 30 克、麦冬 20 克、枸杞子 30 克、决明子 15 克（包煎）、女贞子 20 克、菊花 10 克。

⑤ 肾阴虚

症状：腰酸，遗精，两足痿弱，眩晕，耳鸣，甚则耳聋，口干，咽痛，颧红，舌红少津，脉沉细。

治法：滋补肾阴。

泡脚方：

熟地黄 30 克、枸杞子 20 克、怀山药 30 克、山茱萸 20

克、地骨皮 20 克、知母 10 克、泽泻 15 克、牡丹皮 15

克、茯苓 15 克。

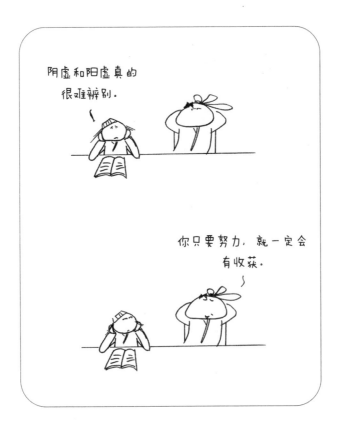

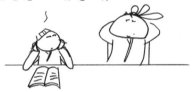

你这话说了和没说一样。

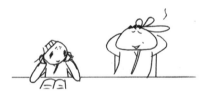

是呀，就像你看书和
没看一样。

（四）阳虚损

---

① 心阳虚

症状：心悸，自汗，神倦嗜卧，心胸憋闷疼痛，形寒肢冷，面色苍白，舌质淡或紫暗，脉细弱或沉迟。

治法：益气温阳。

泡脚方：

制附子 15 克（先煎 1 小时）、党参 25 克、肉桂 10 克（后下）、桂枝 15 克、炙甘草 30 克、生姜 30 克、白芍 15 克。

---

② 脾阳虚

症状：面色萎黄，食少，形寒，神倦乏力，少气懒言，大便溏薄，肠鸣腹痛，每因受寒或饮食不慎而加剧，舌质淡，舌苔白，脉弱。

治法：温中健脾。

泡脚方：

制附子 20 克（先煎 1 小时）、党参 30 克、炒白术 20 克、干姜 30 克、炙甘草 10 克。

③ 肾阳虚

症状：腰背酸痛，遗精，阳痿，多尿或尿不禁，面色苍白，畏寒肢冷，下利清谷或五更腹泻，舌质淡胖，有齿痕，舌苔白，脉沉迟。

治法：温补肾阳。

泡脚方：

制附子 20 克（先煎 1 小时）、熟地黄 30 克、怀山药 30 克、枸杞子 20 克、山茱萸 20 克、巴戟天 20 克、肉桂 15 克（后下）、炒车前子 30 克（包煎）。

32 脚癣、脚臭

（一）脚癣

脚癣以皮下水疱、趾间浸渍糜烂、渗流滋水、角化过度、脱屑、瘙痒等为特征。临床上可分为水疱型、糜烂型、脱屑型。本病多见于成人，夏秋病重，冬春病减，易反复发作。

该病主要为生活、起居不慎，外感湿热、虫、毒，或感染真菌，诸邪相合，郁于腠理，淫于皮肤所致。

 证型治法及泡脚方

注：方中所用药物剂量仅供参考，实际用量请遵医嘱。

① 湿热型

症状：主要表现为脚趾间或足底部潮湿、糜烂、瘙痒，或浸淫流黄水，或红肿、溃烂、蜕皮，甚至脚趾肿胀，舌质红，舌苔黄，脉沉或无变化。

治法：清热，燥湿，止痒。

泡脚方：

苦参 24 克、矾石 10 克、芒硝 12 克（冲调）、花椒 12 克、茯苓 30 克。

② 寒湿型

症状：主要表现为脚趾间或足底部潮湿糜烂、瘙痒，或浸淫黄水，或麻木、冷痛，或溃烂蜕皮，手足不温，甚至脚趾肿胀，舌质淡，舌苔白，脉沉。

治法：散寒，除湿，止痒。

泡脚方：

槟榔 7 枚、陈皮 30 克、木瓜 30 克、吴茱萸 20 克、苍
术 30 克、桔梗 15 克、生姜 30 克、紫苏叶 9 克。

---

③ 瘀血寒毒型

症状：主要表现为脚趾间或足底部潮湿糜烂，瘙痒，疼
痛，或浸淫流脓血水，脚趾颜色暗紫，或痒痛，或溃烂
蜕皮，甚至脚趾肿胀，舌质暗，舌苔薄，脉沉。

治法：活血化瘀，散寒解毒。

泡脚方：

桂枝 30 克、茯苓 30 克、牡丹皮 30 克、桃仁 30 克、赤
芍 30 克、生薏苡仁 30 克。

孕妇忌用。

（二）脚臭

脚臭是由于脚心汗腺多，容易出汗，汗液里除含水分、盐分

外，还含有乳酸及尿素。在多汗条件下，脚上的细菌大量繁殖并分解角质蛋白，再加上汗液中的尿素、乳酸，这样就会发出一种臭味。若鞋子不透气，空气不流通，臭味就会越积越浓，臭气异常强烈。

 脚气与脚臭的区别

有脚气的人一般都会有出汗、脚臭、脚痒等症状，严重的患者趾缝间会出现掉皮、红肿、水疱、裂口、溃烂等症状。而脚臭的根源是脚部皮肤排汗较多，有臭气，长期下去会发展成严重的脚气。

 泡脚方

注：方中所用药物剂量仅供参考，实际用量请遵医嘱。

（1）白萝卜300克切片、绿茶10克。

适用于汗多热臭型。

（2）艾叶20克、花椒25克、生姜30克。

适用于汗多脚凉型。

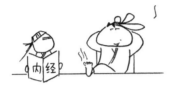

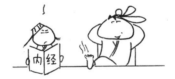

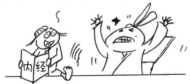

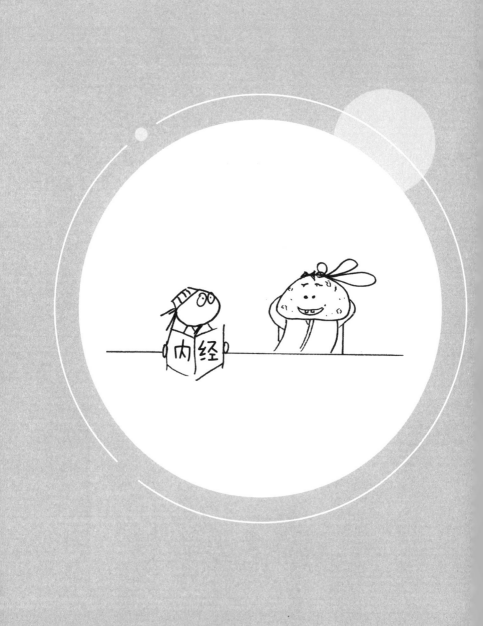

第三章

日常保健泡脚

1 美容养颜

随着年龄的增长，女性会因为气血亏虚、瘀血阻滞、寒凝血瘀、肝肾不足、长期熬夜等，出现面色晦暗、皮肤粗糙、黄褐斑等问题。使用美白化妆品固然对皮肤改善有一定的作用，但是不从内调，始终是隔靴搔痒，作用有限。

内服益气补血、活血化瘀、温肾补脾的汤药，都可以有效帮助皮肤得到更充盈的血液滋养，从而由内而外地改善肤色，亮白皮肤。另外，睡前泡脚，一样可以安神助眠、养护气血，达到美容养颜的效果。

🦶 泡脚方

注：方中所用药物剂量仅供参考，实际用量请遵医嘱。

（1）党参30克、白术30克、白芷20克、茯苓30克、玫瑰花10克、合欢花10克。

适用于面色黄暗、睡眠不安者。

（2）何首乌30克、菟丝子30克（包煎）、川芎8克、当归30克、益母草20克。

适用于肝肾亏虚兼有瘀血者。

（3）肉桂20克（后下）、干姜20克、当归30克、白芍20克、生地黄30克、红花30克、川芎8克、白芷20克。

适用于手脚冰凉、脸有黄褐斑者（孕妇忌用）。

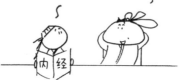

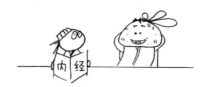

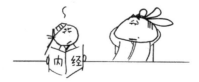

2 九种体质

（一）气虚质

总体特征：元气不足，以疲乏、气短、自汗等气虚表现为主要特征。

形体特征：肌肉松软不实。

常见表现：平素语音低弱，气短懒言，容易疲乏，精神不振，易出汗，舌淡红，舌边有齿痕，脉弱。

发病倾向：易患感冒、内脏下垂等病，病后康复缓慢。

对外界环境的适应能力：不耐受风、寒、暑、湿邪。

口服方药推荐：参苓白术丸、补中益气丸、归脾丸、八珍汤。

泡脚方

注：方中所用药物剂量仅供参考，实际用量请遵医嘱。

党参 30 克、黄芪 30 克、白术 30 克、茯苓 30 克、柴胡 10 克、升麻 10 克、陈皮 20 克、当归 20 克、炙甘草 6 克。

（二）阳虚质

总体特征：阳气不足，以畏寒怕冷、手足不温等虚寒表现为主要特征。

形体特征：肌肉松软不实。

常见表现：平素畏冷，手足不温，喜热饮食，精神不振，舌淡胖且嫩，脉沉迟。

发病倾向：易患风寒感冒、痰饮、水肿、泄泻等病。

对外界环境的适应能力：耐夏不耐冬，易感风、寒、湿邪。

口服方药推荐：肾气丸、右归丸。

👣 泡脚方

注：方中所用药物剂量仅供参考，实际用量请遵医嘱。

制附子 30 克（先煎 1 小时）、干姜 30 克、党参 30 克、白术 30 克、茯苓 30 克、肉桂 20 克（后下）、补骨脂 30 克、杜仲 30 克、炙甘草 6 克。

（三）阴虚质

总体特征：阴液亏少，以口燥咽干、手足心热等虚热表现为主要特征。

形体特征：体形偏瘦。

常见表现：手足心热，口燥咽干，鼻微干，喜冷饮，大便干燥，舌红少津，脉细数。

发病倾向：易患虚劳、失精、不寐等病，感邪易从热化。

对外界环境的适应能力：耐冬不耐夏，不耐受暑、热、燥邪。

口服方药推荐：六味地黄丸、左归丸。

泡脚方

注：方中所用药物剂量仅供参考，实际用量请遵医嘱。

知母 10 克、熟地黄 30 克、生地黄 30 克、玄参 30 克、女贞子 20 克、墨旱莲 20 克、肉桂 10 克（后下）。

（四）痰湿质

总体特征：痰湿凝聚，以形体肥胖、腹部肥满、口黏苔腻等痰湿表现为主要特征。

形体特征：体形肥胖，腹部肥满松软。

常见表现：面部皮肤油脂较多，多汗且黏，胸闷，痰多，口黏腻或甜，喜食肥甘甜黏，舌苔腻，脉滑。

发病倾向：易患消渴、中风、胸痹等病。

对外界环境的适应能力：对梅雨季节及湿重环境适应能力差。

口服方药推荐：参苓白术丸、六君子汤、温胆汤。

──────── 🦶 泡脚方 ────────

注：方中所用药物剂量仅供参考，实际用量请遵医嘱。

清半夏 30 克、陈皮 30 克、党参 30 克、白术 30 克、茯苓 30 克、竹茹 10 克、枳实 10 克、生姜 50 克。

（五）湿热质

总体特征：湿热内蕴，以面垢油光、口苦、舌苔黄腻等湿热表现为主要特征。

形体特征：形体中等或偏瘦。

常见表现：面垢油光，易生痤疮，口苦口干，身重困倦，大便黏滞不畅或燥结，小便短黄，男性易阴囊潮湿，女性易带下增多，舌质偏红，舌苔黄腻，脉滑数。

发病倾向：易患疮疖、黄疸、热淋等病。

对外界环境的适应能力：对夏末秋初湿热气候，湿重或气温偏高环境较难适应。

口服方药推荐：平胃散、三仁汤、二妙丸等。

👣 泡脚方

注：方中所用药物剂量仅供参考，实际用量请遵医嘱。

杏仁 15 克、滑石 18 克（冲调）、通草 6 克、白蔻仁 10 克（后下）、淡竹叶 6 克、厚朴 20 克、生薏苡仁 30 克、清半夏 30 克。

孕妇忌用。

（六）血瘀质

总体特征：血行不畅，以肤色晦暗、舌质紫黯等血瘀表现为主要特征。

形体特征：胖瘦均见。

常见表现：肤色晦暗，色素沉着，容易出现瘀斑，口唇黯淡，舌黯或有瘀点，舌下络脉紫黯或增粗，脉涩。

发病倾向：易患癥瘕及痛证、血证等。

对外界环境的适应能力：不耐受寒邪。

口服方药推荐：血府逐瘀汤、桂枝茯苓丸。

👣 泡脚方

注：方中所用药物剂量仅供参考，实际用量请遵医嘱。

水蛭 10 克、桃仁 20 克、红花 10 克、生地黄 30 克、川芎 8 克、当归 30 克、白芍 10 克、柴胡 10 克、枳壳 10 克、川牛膝 10 克、桔梗 10 克、桂枝 10 克。

孕妇忌用。

（七）气郁质

总体特征：气机郁滞，以神情抑郁、忧虑脆弱等气郁表现为主要特征。

形体特征：形体瘦者为多。

常见表现：神情抑郁，情感脆弱，烦闷不乐，舌淡红，舌苔薄白，脉弦。

心理特征：性格内向不稳定、敏感多虑。

发病倾向：易患脏躁、梅核气、百合病及郁证等。

对外界环境的适应能力：对精神刺激适应能力较差，不适应阴雨天气。

推荐口服方药：柴胡疏肝散、四逆散、逍遥丸、加味逍遥丸。

🦶 泡脚方

注：方中所用药物剂量仅供参考，实际用量请遵医嘱。

柴胡 10 克、陈皮 10 克、川芎 6 克、香附 10 克、枳壳 10 克、白芍 20 克、当归 15 克、炙甘草 6 克。

（八）平和质

总体特征：阴阳气血调和，以体态适中、面色红润、精力充沛等为主要特征。

形体特征：体形匀称健壮。

常见表现：面色、肤色润泽，头发稠密有光泽，目光有神，鼻色明润，嗅觉通利，唇色红润，不易疲劳，精力充沛，耐受寒热，睡眠良好，胃纳佳，二便正常，舌色淡红，舌苔薄白，脉和缓有力。

心理特征：性格随和开朗。

发病倾向：平素患病较少。

对外界环境的适应能力：对自然环境和社会环境适应能力较强。

无须特别口服方药或使用药物泡脚。

（九）特禀质

总体特征：先天失常，以生理缺陷、过敏反应等为主要特征。

形体特征：过敏体质者一般无特殊性；先天禀赋异常者或有畸形，或有生理缺陷。

常见表现：过敏体质者常见哮喘、风团、咽痒、鼻塞、喷嚏等；患遗传性疾病者有垂直遗传、先天性、家族性特征；患胎传性疾病者具有母体影响胎儿个体生长发育及相关疾病特征。

心理特征：随禀质不同情况各异。

发病倾向：过敏体质者易患哮喘、荨麻疹、花粉症及对药物过敏等；遗传性疾病，如血友病、先天愚型等；胎传性疾病，如五迟（立迟、行迟、发迟、齿迟、语迟）、五软（头项软、手软、足软、肌肉软、口软）、解颅、胎惊等。

对外界环境的适应能力：适应能力差，如过敏体质者对易过敏季节适应能力差，易引发宿疾。

无推荐口服方药及泡脚方。